よくある副作用症例に学ぶ

降圧薬の使い方

著 後藤敏和
やまがた健康推進機構理事・
山形検診センター所長

鈴木恵綾
山形県立中央病院糖尿病・
内分泌内科医長・副科長

第5版

高血圧治療ガイドライン

2019
対応

金芳堂

第5版にあたって

　本書は 2002 年 4 月に初版を発行して以来，改訂を重ね 2015 年に第 4 版を発行しました．今回，日本高血圧学会から 5 年ぶりに改訂された「高血圧治療ガイドライン 2019（JSH2019）」に合わせ，第 5 版を発行することになりました．18 年間に 5 回の改訂版を発行できるということは，読者の皆様の御指示のおかげと感謝いたします．

　JSH2019 では，血圧の基準や治療目標値が厳しくなり，さらに病態にあわせより細かな対応が求められるようになりました．そのため第 5 版においては，第 3 章で一見複雑になったガイドラインを一般臨床家がどう読み解き，エッセンスを吸収すればよいのか解説しました．一方，降圧薬については，ここ 4 年間に新たな作用機序の降圧薬の発売はなく，既存薬の種々の組み合わせの合剤が数多く発売されました．よって，副作用症例を含め症例の入れ替え・追加は多くありません．ただしガイドラインに合わせ解説を新しくしました．また今回新しく，降圧薬処方にあたり注意するべき保険診療上の注意点を付録として記載しました．

　本書が多くの臨床医，研修医，薬剤師，医療関係者の皆様のお役に立ち，ひいては患者さんがより適切な降圧薬療法を受けられますことを願っております．

　最後に，19 年前一臨床家に過ぎなかった私の企画にいち早く賛同し，初版から第 4 版までの発行を担当していただき，昨年金芳堂を定年退職された村上裕子さん，後任として第 5 版を担当していただいた金芳堂編集部，一堂芳恵さんに深く感謝申し上げます．

2020 年 1 月
銀白に輝く，月山，朝日連峰を仰ぎつつ

著者を代表して

後 藤 敏 和

一読者（男性医師，77歳）からの手紙

山形県立中央病院
後藤敏和先生
　　　　机下

　拝啓
　　　　　　　　　（略）

　昨年初め，小生，1年の約束で或る診療所を週3日頼まれました．驚いたことに何と患者の 50 ～ 60％が高血圧の患者でした．消化器のことを少し勉強しただけの小生は，本当のところ初めは困惑しました．意を決して，本屋で色々と本を買い求め，学生に戻り一夜漬けの猛勉強を始めましたが，実践に役立つ本は殆どありませんでした．その中で，先生のご著書は光っていました．私に言わせれば，消化器の薬に比べて降圧剤は，効き方や副作用が複雑で，しかもいろいろと組み合わせが重要となると，素人の私には難しい方程式を解く思いでした．しかし，その方程式を解く鍵を教えて下さったのが先生のご著書です．無駄のない文章で，各種降圧剤の作用機序を的確に説明され，そして重要な副作用については解りやすく，しかも詳しく説明されています．痒いところに手の届くご説明です．こんな本は，どこにもありません．読みやすいし，症例を挙げてのご説明は極めて実際的ですので，ベッドサイドで教えて頂いているような感じでした．繰り返し勉強させていただきました．先生のご著書のお蔭で，約束の1年を何とか終えることができました．先生に感謝しています．

　　　　　　　　　（略）

　　　　　　　　　　　　　　　　　　　　　　　　　　　　敬具

2005 年 12 月 4 日

　　　　　　　　　　　　　　　　　　　　　　　　山 田 達 哉

＊本書の初版（2002 年 10 月刊）に関して読者から頂いた手紙を，奥様のご許可を得て掲載させて頂きました．山田達哉先生は，平成 24 年 4 月ご逝去されました，ご冥福をお祈りしております．

初版の序

　高血圧は，外来で診察する最も多い疾患である．ここ 20 数年来，新しい降圧薬が次々に開発され，高血圧の治療は一昔前に比較して，格段に容易になっている．降圧薬の知識があまりなくとも，数種類の薬剤を適当に併用すれば，降圧する場合が多い．しかし，ときには重篤な副作用を発現することもある．

　本書の第一の目的は，開業医・研修医・循環器を専門としない一般臨床医の先生方に，降圧薬の副作用につき認識して頂くことにある．著者は，1985 年に現病院に赴任して以来，循環器疾患・救急医療・高血圧の 3 分野の診療にあたらせて頂いた．極めて多忙ではあったけれども，おかげでいろいろな分野にまたがる多数の症例を診ることができた．本書に出てくる症例は，1 例を除き全て自分が体験した症例である．薬剤の使い方で反省させられた症例も多い．読者の先生方には呈示した症例をとおし，副作用につき十分に認識して頂きたい．

（略）

　一臨床家にすぎない私の企画にいち早く御賛同頂き，いつ完成するか分からぬ原稿を忍耐強くお待ち頂いた，金芳堂の皆様および編集担当の村上裕子様に心より感謝申し上げます．

　本書が先生方の診療にお役に立ち，副作用に苦しむ患者さんが少なくなれば望外の幸せです．

2002 年 4 月 19 日
雪を頂く蔵王連邦を仰ぎつつ

山形県立中央病院　循環器科

後 藤 敏 和

目　次

第5章　早朝高血圧の治療

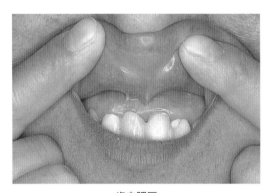

歯肉肥厚

症例 5　ジヒドロピリジン系カルシウム拮抗薬による歯肉肥厚を
生じた症例

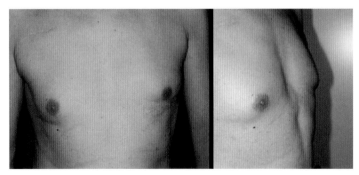

症例 38　スピロノラクトン投与症例に認められた女性化乳房

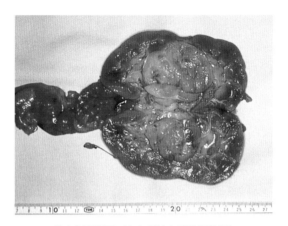

摘出左腎割面（中央が傍糸球体細胞腫）

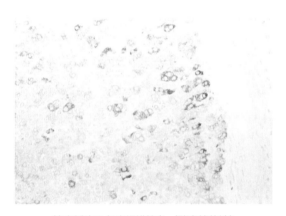

摘出腫瘍の免疫組織染色（酵素抗体法）
（レニン顆粒が染色されている）

症例 24　ACE 阻害薬が著効を呈したレニン産生腫瘍
（傍糸球体細胞腫）

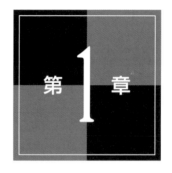

第 1 章

降圧薬の
使い方のヒント

本文に入る前に，著者の考える降圧薬の使い方のヒント 13 カ条をまとめてみた．まずはこれをお読みいただきたい．そのあとで，本文に取り組んでいただければ，きっとお役に立つと思う．

1. まず不適となる薬剤を除外して，次に適応となる薬剤を考える．

不適となる薬剤を正しく除外できれば，大きな間違いはしていない，と考えて良い．

副作用を出さずに長期に血圧がよくコントロールされれば，何を使っても良いんだ，くらいに気楽に考えた方がよい．そのうえで，症例に応じて適する薬剤を考えて投薬できれば，満点である．

2. 高血圧緊急症およびこれに準じる症例（拡張期血圧 110mmHg 以上で，頭痛などの症状または臓器障害が認められる場合）以外は，単剤で低容量から開始する．

思いもかけず急激な降圧をみることが経験されるので．とくに高齢者では注意を要する．

3. 緩徐に降圧する．2〜3ヵ月で目標血圧値に到達することを目指す．

急激な降圧により，めまい感などが生じやすい．とくに拡張期血圧 110mmHg 以上の重症の高血圧の場合には，最初（投薬開始後 2〜4 週目）の降圧目標は，150〜60/90mmHg 程度とする．

ARB は高レニン状態を除いては，降圧効果が最高に達するまでに 1ヵ月ほどを要するので，2 週目で降圧不十分でも薬剤追加・増量は慎重にした方がよい．4 週みていれば，降圧効果のめどはつく．一方，Ca 拮抗薬については，降圧効果の評価は 2 週間で十分である．

4. 1日1回投与ですむ長時間作用型薬剤を選択する．

コンプライアンスをよくするために，1 日 1 回投与ですむ薬剤が望ましい．

5. 同系統の中で使い慣れた薬剤を一つか二つ持つ.

　　薬剤の数は数えきれないほどあり，何から何まで使う必要はない．同系統の中で1剤か2剤，使い慣れるようにすれば十分である．それによってさじ加減が身に付くというものである．

6. 単剤にて降圧不良の場合，量を増やすよりも作用機序の異なる薬剤を併用する．組み合わせる薬剤としては，まずは第一選択薬として推奨されている薬剤（Ca拮抗薬，ARBまたはACE阻害薬，利尿薬）を組み合わせる．（☞ワンポイントレクチャー）.

　　これによって相乗効果が期待され，副作用の軽減が図られる．
【例】（ARBまたはACE阻害薬）＋（ジヒドロピリジン系Ca拮抗薬）
　　　（ARBまたはACE阻害薬）＋（利尿薬）
　　　（ジヒドロピリジン系Ca拮抗薬）＋（利尿薬）

7. 効きが悪いときには，少量の利尿薬を併用する.

　　日本人の食塩摂取量は欧米に比し多く，現実には減塩はなかなか難しい．少量（常用量の1/4～1/2）の利尿薬の併用が，降圧に極めて有用なことが多い．

8. 第一選択薬（私見）

　　若年者（とくに男性）：ARB.
　　中高年者：ARBまたはジヒドロピリジン系Ca拮抗薬
　　一般に，レニン・アンジオテンシン・アルドステロン（RAA）系や交感神経系（カテコラミン分泌）は，高齢者になるほど活性が低下してくる．また高齢になると食塩感受性高血圧の割合が多くなるとされる．
　　そこで，β遮断薬やRAA系を抑制する薬剤は若年者ほど効きやすく，高齢者では直接血管を拡張するCa拮抗薬や利尿薬が効きやすい．
　　β遮断薬は，糖・脂質代謝に対する悪影響などから第一選択薬からはずされたため，若年者にはARBが勧められる．

9. 新薬に軽々しく手を出さない

発売されてから副作用のために発売中止になった薬剤もあり，開業医として は少なくとも1年間は，病院からの継続投与の患者を除いては処方しないこと を勧める．

10. 副作用に絶えず注意する．

悪夢・インポテンツ・こむらがえり・歯槽膿漏などは患者の方からはなかな か言わない．コミュニケーションがある程度ついたところで，医師の方から話 を向ける．

11. 休薬・減薬できる症例がある．

夏期とくに高齢者においては，過度に降圧している症例がある．発汗による 脱水にも注意する必要がある．とくに著者の住む山形地方では寒暖の差が激し く，季節差には注意を要する．

12. たまには体位を変えて（坐位・臥位・立位）測定する．

一般的には，坐位よりも臥位にて特に拡張期血圧が低下する症例が多い． 糖尿病性神経障害が強くなると，坐位よりも臥位で上昇することがある．立 位にて，起立性低血圧をチェックする（とくに高齢者・糖尿病症例・α_1遮断薬 や中枢性交感神経抑制薬を内服中の症例）．

13. 家庭血圧を基準にする

家庭血圧は，原則として測定してもらう．臓器障害は診察室血圧よりも家庭 血圧と相関する．家庭血圧を基に，投薬を行う．

家庭血圧の測定は，起床時（早朝高血圧の把握）・就寝前は必ず行い，必要 に応じその他の時刻にも行う．脈拍数も併せて記録してもらう．脈拍数は交感 神経系・副交感神経系の活動度により規定されるので，診察時の脈拍数と比較

することにより，患者の緊張度が推測できる.

【文献】

1) 竹内和久：降圧薬としてのカルシウム拮抗薬の作用機序と使い方は？高血圧 Q&A（阿部圭志，伊藤貞嘉編），p.95-98，ヴァンメディカル，2001.

ワンポイントレクチャー

糸球体血行動態に対する ACE 阻害薬・ARB と Ca 拮抗薬との違い

　腎糸球体の血行動態をみると，糸球体の輸出細動脈の収縮は，アンジオテンシン II が主に関与する．従って ACE 阻害薬または ARB は輸出細動脈を，主に拡張する．これに対し Ca 拮抗薬は輸入細動脈を拡張する．Ca 拮抗薬は全身血圧の十分な低下により，糸球体への流入血が低下すれば腎保護的に働くが，糸球体への血流量を増加し負荷が増加して，糸球体障害性に働く可能性もある．ACE 阻害薬または ARB の併用でこの障害は軽減されると考えられる（文献 1）.

　現在，著者の使用する 2 剤併用療法としては，ARB とジヒドロピリジン系 Ca 拮抗薬の組み合わせが最も多い．逆に，不適当な組み合わせは，同じような作用を有する薬剤の組み合わせである．例えば，ジヒドロピリジン系 Ca 拮抗薬と α_1 遮断薬の組み合わせは，どちらも血管平滑筋に作用し，相加作用が期待されないし，また反射性頻脈も来しやすくなる.

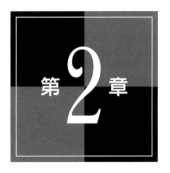

第2章

高血圧患者の
診察・検査

◎高血圧の診断の基本は，以下の三つからなる.
1. 正当な血圧値の評価
　①家庭血圧の測定
　②24 時間自由行動下血圧測定（ABPM）による日内変動の評価
　③白衣高血圧・仮面高血圧・早朝高血圧の把握など
2. 臓器障害のチェック
3. 二次性高血圧のスクリーニング

1. 目　的

A．血圧値の正当な評価（p.13 E. を参照）

B．臓器障害の程度
　①心臓〔心電図，胸部X線（CTR），心臓超音波〕
　②腎臓〔蛋白尿，沈渣（顕微鏡的血尿,円柱），尿素窒素，クレアチニン・eGFR〕
　③血管〔脳血管（眼底），頸動脈エコー，脈波伝達速度（PWV)、心臓足首
　　血管指数（CAVI)〕

C．二次性高血圧スクリーニング

〔参考〕二次性高血圧を疑わせるような症例
　　1）高血圧の原因と頻度：
　　　　○本態性高血圧　　　　　～90%
　　　　○二次性高血圧　　　　　10%以上
　　　　　●腎実質性疾患
　　　　　●腎血管性高血圧
　　　　　●内分泌性高血圧
　　　　　原発性アルドステロン症（含特発性）（＊）
　　　　　褐色細胞腫
　　　　　クッシング症候群
　　　　　サブクリニカルクッシング症候群
　　　　　レニン産生腫瘍（傍糸球体細胞腫，他）

　　　　● 睡眠時無呼吸症候群

　　　　　他
2）特に二次性高血圧を疑わせるような症例
　　二次性高血圧スクリーニング
　　(1) 年　齢
　　　　35 歳以下または 50 歳以上で発症
　　(2) 症　状
　　　　多飲・多尿・夜間尿・四肢脱力感・周期性四肢麻痺（原発性アルドス
　　　　テロン症）
　　　　発作性・動揺性高血圧・心悸亢進・頻脈・発汗（褐色細胞腫）
　　　　中心性肥満・満月様顔貌・眼周囲浮腫・多毛・無月経（クッシング症
　　　　候群）
　　　　無呼吸を伴ういびき（睡眠時無呼吸症候群）
　　(3) 現　症
　　　　血管雑音（腎血管性高血圧の 40 ～ 65％で聴取）
　　　　脈拍の左右差・上下肢差（大動脈炎症候群，大動脈縮窄症）
　　(4) 検査データ
　　　　低カリウム血症
　　　　利尿薬投与により容易に低カリウム血症
　　　　（原発性または二次性アルドステロン症）
　　　　睡眠ポリグラフィー（睡眠時無呼吸症候群）
　　　　臓器障害の著明な高血圧
　　(5) 難治性高血圧（内分泌性高血圧）

────────────

＊　横浜労災病院の西川・大村等は，ACTH 負荷副腎静脈サンプリングの結果から本
態性高血圧の約 6％は原発性アルドステロン症である，と報告し注目を集めた．CT
では発見されないような小さな腺腫によるものが原発性アルドステロン症の
40 ～ 50％あるとしている（文献 1，2）．その後の報告から，ガイドライン 2019 年版
には，原発性アルドステロン症は高血圧患者の 5 ～ 15％前後を占める，と記載され
ている（→ガイドライン 185 頁）．
ガイドライン 2009 では，原発性アルドステロン症のスクリーニングの条件として，
PAC 150pg/ml 以上，アルドステロン・レニン比 200 以上としていたが，ガイドライ
ン 2014 からは PAC 120pg/ml 以上とした（→ガイドライン 186 頁）．

2. 診察の実態

A. 問 診

1）自覚症…

頭痛・肩凝り，視力障害，発作性の動悸・高血圧（→褐色細胞腫）

夜間尿・脱力・シビレ（→原発性アルドステロン症）

いびき・昼間の眠気・夜間尿（睡眠時無呼吸症候群）

2）既往歴…

心・腎・脳・（肝）・眼底

高血圧の指摘時期，コントロールの程度

3）家族歴…高血圧，脳卒中，虚血性心疾患

4）嗜 好…アルコール，タバコ

B. 現 症

1）血 圧…

臥位〔四肢上下肢差・左右差（→大動脈炎症候群・大動脈縮窄症）〕

坐位

立位〔起立性低血圧（→褐色細胞腫・糖尿病性神経障害）〕

2）聴 診…

心雑音（大動脈弁閉鎖不全症）

血管雑音；頸部・鎖骨下（→大動脈炎症候群），胸・背部（→大動脈縮窄症）

腹部（→腎血管性高血圧・異型大動脈縮窄症）

3）容貌・他…

中心部肥満，満月様顔貌・眼周囲浮腫（→クッシング症候群）

浮腫（→心・腎機能障害・クッシング症候群）

C. 一般検査（初診時）

1）臓器障害…

眼底，心臓〔心電図，胸部X線（CTR）〕

腎〔蛋白尿，沈渣（赤血球，円柱），BUN，Cr〕

2）二次性高血圧スクリーニング

- 蛋白尿，尿沈渣（特に赤血球），BUN，Cr，尿酸（腎実質性疾患）
- 血清カリウム（原発性および二次性アルドステロン症，クッシング症候群）
- 随時尿中総メタネフリン分画（クレアチニン補正）（＞0.5 μg（500ng）/mg・Cr，0.5mg/g・Cr）（＊1）
  ABI（＜0.9：閉塞性動脈硬化症、大動脈縮窄症、大動脈炎症候群）
3）その他の検査（投薬するときのための検査）
- 血糖（サイアザイド系，β遮断薬）
- 尿酸（利尿薬）
- 肝機能（→メチルドパ）
- 脂質（サイアザイド系，β遮断薬）
- 血清カリウム
  - 高カリウム（K保持性利尿薬，アルドステロン拮抗薬，ARB，ACE阻害薬，直接的レニン阻害薬，β遮断薬）
  - 低カリウム（利尿薬）

D．次に考慮すべき検査
1）形態的検査…
- 腹部超音波…腎長径の左右差（＊2），ドプラー法による腎動脈血流の評価（＊3），副腎腫瘍の検索
- 副腎CT・MRI（→副腎腫瘍・過形式）
- 腎動脈造影CT（腎血管性高血圧）（＊4）
- レノグラム・レノシンチグラム（→腎血管性高血圧）（＊5）

＊1　随時尿中総メタネフリン（メタネフリン＋ノルメタネフリン）分画は，尿の酸性化も不要で，現在日本では最も簡単な褐色細胞腫のスクリーニング検査である．0.5 μg（500ng）/mg・Cr〔0.5mg/g・Cr〕がスクリーニング値とされている．2019年1月から保険適応になった血漿遊離メタネフリン，ノルメタネフリンもスクリーニング検査として有用とされているが著者らには経験がない．
＊2　正常では，左腎が右腎よりも0.5cm大きいとされる．
＊3　腎動脈狭窄検出のファーストチョイスである．
＊4　CTの空間分解能が向上したため，16チャネル以上のMDCTアンギオグラフィによれば，腎動脈の第2分枝まで検索可能であり，血管造影の代わりになる検査となった．
＊5　補助的に用いられる．カプトプリル負荷により陽性率が向上する．当院ではカプトプリルテストに引き続いて施行する場合が多い．

2）内分泌学的検査
- 血漿レニン活性（PRA）
- 血漿アルドステロン濃度（PAC）

  カプトプリルテスト…カプトプリル50mg内服．血圧を10分毎に測定．投与前，投与1および2時間後にPRA，PACを測定．

	BP	PRA	PAC
腎血管性高血圧（前／後）	高値／↓↓	正～高／↑↑	正～高／↘
原発性アルドステロン症	高値／↘→	低　値／→	高　値／→

- 尿中カテコラミン（アドレナリン, ノルアドレナリン）・メタネフリン・ノルメタネフリン・VMA定量（＊1）
- 血中カテコラミン定量（＊1）
- コルチゾール・尿中コルチゾール・17-OHCS，17-KS，ACTH（クッシング症候群・サブクリニカルクッシング症候群）（＊2）
- その他

3）その他の検査
- CRP，血沈，（大動脈炎症候群）

4）シンチグラム
- 褐色細胞腫を疑うときはミオMIBGシンチ．
- クッシング（サブクリニカルクッシングを含む）症候群，原発性アルドステロン症を疑うときはアドステロールシンチ（＊3）

＊1　尿中カテコラミンと代謝産物，血中カテコラミン値は正常上限の3倍以上の増加で優位な上昇とすることが一般的である．誘発試験としてのグルカゴン試験やフェントラミン試験は，特異性，安全性に問題があり禁忌とされた（→ガイドライン190頁）．

＊2　副腎腫瘍を認める症例では，サブクリニカルクッシング症候群を否定するために，デキサメサゾン1mg抑制試験が必要である．

＊3　原発性アルドステロン症では，信頼性が薄く施行していない施設も多い．

＊4　夜間の一定時刻に血圧測定を行うデジタル自動血圧計が医療者向けに発売されており（オムロンHEM-9700T），夜間就寝中の血圧値把握に有用である．

E．血圧値の正当な評価
　　1）24 時間血圧モニタリング（24 時間 ABPM）
　　　　…血圧日内変動の評価，睡眠中の血圧測定可，早朝高血圧の把握（＊4）
　　2）家庭血圧の測定
　　　　…起床時・就寝前の2回（必要に応じ日中も）の測定

【文献】

1）Nishikawa T, Omura M: Clinical characteristics of primary aldosteronism: Its prevalence and comparative studies on various causes of primary aldosteronism in Yokohama Rosai Hospital. Biomed Pharmacother 54(Suppl 1): 83S-85S, 2000.
2）西川哲男，斉藤淳，祖山暁子，大村昌夫：原発性アルドステロン症の確定診断と局在診断のための副腎静脈血サンプリングの有用性．東女医大誌 73: 460-462, 2003.

ワンポイントレクチャー　「偽性褐色細胞腫」について

　ガイドライン2009年版では，発作性に頭痛，胸痛，めまい，悪心，動悸，潮紅，発汗などの身体徴候と著明な高血圧（200/110mmHg 以上）を呈する病態で，軽度のカテコラミン上昇のみで画像上も褐色細胞腫が否定される病態として，「偽性褐色細胞腫」の概念が紹介された．発作の持続は30分から数時間，頻度は1日に1〜2回から2〜3ヵ月に1回が多く，発作の無い時には正常か軽度の高血圧を示すのみであったという．過去の精神的ストレスの関与が指摘され，血圧コントロールには精神的アプローチが必要とされる，という（→ガイドライン2009, 95頁）．これらの患者は「褐色細胞腫疑い」として紹介されてくる．著者らも，この概念を頭に入れつつ診療している．

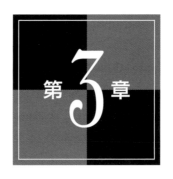

第3章

高血圧治療ガイドライン 2019 年版を どう読み解くか

高血圧治療ガイドライン2019年版（JSH2019）のポイント

　著者からみたガイドライン 2019 年版（以下，2019 年版）の主な改定点，2014 年版に引き続き重要なポイントをまとめた．

（1）**家庭血圧測定の重要性**
　　診察室血圧と家庭血圧の間に差がある場合，家庭血圧を優先する．高血圧の診断，治療効果について家庭血圧をもとに評価する．新たに家庭血圧による血圧値分類が設けられた．高血圧患者にとり，家庭血圧測定は必須といえる．

（2）**高血圧基準**
　　高血圧基準値は 140/90mmHg 以上と変わらなかった．．

（3）**正常血圧**
　　2014 年版では 140/90mmHg 未満が正常域とされたが，基準が厳しくなり正常血圧は 120/80mmHg 未満となった．120 〜 129 かつ＜ 80mmHg は正常高値血圧，130 〜 139 かつ / または 80 〜 89mmHg は高値血圧と定義された．

（4）**仮面高血圧**
　　早朝高血圧に代表される仮面高血圧を診断し，コントロールすることが重要である．

（5）**リスクの層別化に用いる 9 因子**
　　リスクの層別化には，高齢（65 歳以上），男性，喫煙，脂質異常症，糖尿病，脳出血，脳梗塞，心筋梗塞，非弁膜症性心房細動，蛋白尿の 10 因子を用いる．

（6）**高リスクの定義**
　　高リスクは①脳心血管病（脳出血・脳梗塞，心筋梗塞）既往，②非弁膜症性心房細動，③糖尿病，④蛋白尿のある慢性腎臓病　⑤「65 歳以上・男性・脂質異常症・喫煙」のうち 3 項目，⑥血圧 160/110mmHg 以上かつ「65 歳以上・男性・脂質異常症・喫煙」のうちいずれか，⑦血圧

180/110mmHg 以上，のうちいずれかに該当する場合である．

（7）薬物療法の適応

高血圧群（75 歳以上の後期高齢者を除く）（≧ 140/90mmHg）は，原則
薬物療法の適応であり，高リスク群は直ちに行う．高値血圧群のうち，
高リスク〔後期高齢者（75 歳以上），両側頸動脈狭窄や脳主幹動脈閉塞，
または未評価の脳血管障害のあるもの，蛋白尿のない CKD，非弁膜症
性心房細動を除く〕では，おおむね 1 ヵ月間非薬物療法をしたうえで
130/80mmHg 以上であれば薬物療法の適応となる．

（8）75 歳以上の高齢者についての薬物療法

75 歳以上の高齢者では，自力では外来通院不能な患者（フレイル，認
知症，要介護，エンドオブライフを含む）を除いては，一般的には収縮
期血圧 150mmHg 以上が一応の降圧薬開始基準であり（＊1），140 〜
149mmHg に該当する場合には個別に評価する．

（9）降圧目標

降圧目標が厳しくなった．降圧目標の原則は＜ 130/80 であり，下げす
ぎに注意を要する症例（75 歳以上，両側頸動脈狭窄や脳主幹動脈閉塞，
または未評価の脳血管障害のあるもの）や厳格な降圧のエビデンスがな
い場合（蛋白尿のない CKD）では＜ 140/90mmHg となる（＊2）．

（10）二次性高血圧スクリーニング

二次性高血圧のうち，原発性アルドステロン症のスクリーニング基準，
PAC（血漿アルドステロン濃度）＞ 120pg/mL かつ ARR〔アルドステロ
ン・レニン（ng/mL/ 時）比〕＞ 200 は変わりないが，採血時間が早朝
－午前中と明記された（＊3）．また褐色細胞腫については，スクリー
ニングに随時尿メタネフリン・ノルメタネフリン排泄量（＞ 500ng/
mgCr）が有用であると記載された．さらに降圧薬内服中でも，ホルモ
ン学的な二次性高血圧のスクリーニングも可能であるとされた（→ガイ
ドライン 199 頁，Q9 降圧薬服用中の二次性高血圧のスクリーニングの
評価はどうすべきか？）．

　以上が 2019 年版の重要な点である．さらに著者から見て 2014 年からの大きな変化は，MR（ミネラルコルチコイドレセプター）拮抗薬にエサキセレノンが加わり，中等度の腎機能障害および糖尿病性腎症に慎重投与ながら使用が可能となったこと，さらにエプレレノンの適応症に心不全が加わったことで，新たな MR 拮抗薬の有用性が期待されることである．

メモ　ガイドライン 2019 で新たに出された概念

ガイドライン 2019 で新たに出された概念は次の通り．

　Hypertension Paradox（高血圧パラドクス）：高血圧の多くの人が治療を受けておらず，また降圧療法が進んだにも関わらず降圧目標に達している割合は 50％程度に過ぎない現状をいう．

　Clinical inertia（臨床イナーシャ）（イナーシャの訳は慣性）：治療イナーシャ；高血圧でも治療を開始しない，ガイドラインでの降圧目標値より高いのに治療を強化しない状態．

　診断イナーシャ；難治性・治療抵抗性高血圧の原因を精査しない状態．

　理解はしているのに，するべきことをしないでいる状況（非対応）をイナーシャと言っている．

＊1　ガイドラインには直接このような記載はないが，このように読み取れる（→ガイドライン，第 8 章，高齢者高血圧）

＊2　2014 年版では同じであった，降圧薬開始基準と降圧目標の血圧値が，2019 年版では異なることが，ガイドラインが複雑になったと印象を与える要因の一つである．

＊3　著者注，アルドステロンには日内変動があり，特に腺腫例では ACTH 依存性であり，早朝に高くなり夜間に低下する．

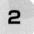 **2 血圧測定と臨床評価**

1. 診察室血圧および家庭血圧

　異なる測定法における高血圧基準に変更はない（表 3-1）．成人における血圧値の分類を表 3-2 に示す．2019 年版の改定点は，表 3-3 に示される．

　2014 年版では，140/90mmHg 以上を「高血圧」，140/90mmHg 未満を「正常域血圧」と定義していた．しかし 2014 年版で「至適血圧」と定義されていた 120/80mmHg 未満の群と比較し，120 ～ 129/80 ～ 84mmHg では，脳心血管病の発症率が高くなり，130 ～ 139/85 ～ 89mmHg では，さらに高くなるというエビデンスが蓄積された．そのため 2019 年版では，120/80mmHg 未満を「正常血圧」と定義し，120 ～ 129 かつ＜ 80mmHg を「正常高値血圧」，130 ～ 139 かつ / または 80 ～ 89mmHg を「高値血圧」と名称変更した．拡張期血圧の境界値については，10mmHg 刻みの区分となった．

　高血圧基準値は，140/90mmHg 以上と変わらず，Ⅰ～Ⅲ度の高血圧分類も変わらなかった．

　家庭血圧における高血圧基準も 2014 年版と変わらず，診察室血圧の基準から 5mmHg を引いた 135/85mmHg とした．2019 年版では，新たに家庭血圧による血圧値分類を設けた．Ⅰ度～Ⅲ度の高血圧に関しては，家庭血圧と診察室血圧との差は 5mmHg とはなっていない．診察室血圧の分類での各群の予後を見積もり，同等の予後に相当する家庭血圧の範囲を算出するという

表 3-1　異なる測定法における高血圧基準（mmHg）

	収縮期血圧		拡張期血圧
診察室血圧	≧ 140	かつ/または	≧ 90
家庭血圧	≧ 135	かつ/または	≧ 85
自由行動下血圧			
24 時間	≧ 130	かつ/または	≧ 80
昼間	≧ 135	かつ/または	≧ 85
夜間	≧ 120	かつ/または	≧ 70

（高血圧治療ガイドライン 2019，日本高血圧学会，19 頁，表 2-6）

表3-2　成人における血圧値の分類

分類	診察室血圧（mmHg）		家庭血圧（mmHg）	
	収縮期血圧　　　　拡張期血圧		収縮期血圧　　　　拡張期血圧	
正常血圧	<120　　かつ　　<80		<115　　かつ　　<75	
正常高値血圧	120-129　かつ　　<80		115-124　かつ　　<75	
高値血圧	130-139 かつ／または　80-89		125-134 かつ／または　75-84	
Ⅰ度高血圧	140-159 かつ／または　90-99		135-144 かつ／または　85-89	
Ⅱ度高血圧	160-179 かつ／または 100-109		145-159 かつ／または　90-99	
Ⅲ度高血圧	≧180　かつ／または　≧110		≧160　かつ／または　≧100	
（孤立性）収縮期高血圧	≧140　　かつ　　<90		≧135　　かつ　　<85	

高血圧治療ガイドライン 2019，日本高血圧学会，18 頁，表 2-5)

方法で作成されたためである．

　一般臨床医としては，次の 4 つを抑えれば十分である．

「正常血圧」120/80mmHg 未満，

「高血圧」140/90mmHg 以上

「高値血圧」130 〜 139/80 〜 89mmHg　（薬剤投与の適応となりうる）

「Ⅲ度高血圧」180/110mmHg 以上　（直ちに薬物療法を開始するべきとされる）

　さらに簡単に覚えるには，120/80，130/80，140/90，180/110 を頭に入れておくといい．

表3-3　JSH2019 における血圧値分類および2014 年版との相違点

分類	診察室血圧（mmHg）		家庭血圧（mmHg）	
	収縮期血圧　　　　拡張期血圧		収縮期血圧　　　　拡張期血圧	
至適血圧 正常血圧	<120　　かつ　　<80		<115　　かつ　　<75	
正常血圧 正常高値血圧	120 〜 129 かつ／または　~~80 〜 84~~ <80		115 〜 124　かつ　　<75	
正常高値血圧 高値血圧	130 〜 139 かつ／または　~~85 〜 89~~ 80 〜 89		125 〜 134 かつ／または　75 〜 84	
Ⅰ度高血圧	140 〜 159 かつ／または　90 〜 99		135 〜 144 かつ／または　85 〜 89	
Ⅱ度高血圧	160 〜 179 かつ／または 100 〜 109		145 〜 159 かつ／または　90 〜 99	
Ⅲ度高血圧	≧180　かつ／または　≧110		≧160　かつ／または　≧100	
（孤立性）収縮期高血圧	≧140　　かつ　　<90		≧135　　かつ　　<85	

あとは動脈硬化の進んだ高齢者にみられる収縮期高血圧の定義として，収縮期 140 以上かつ拡張期 90 未満という数字を頭に入れておけばなおいい．

さらに，家庭血圧基準は，原則として"5mmHg ずつ引けばいいが，Ⅰ〜Ⅲ度高血圧はあてはまらない"と覚えておく．

2. 24 時間自由行動下血圧（ABPM）

2014 年版と同じく，24 時間血圧平均値で 130/80mmHg 以上，昼間血圧平均値で 135/85mmHg 以上，夜間血圧平均値で 120/70mmHg 以上が高血圧である（表 3-1）．

また，夜間血圧（睡眠時血圧）の平均値（＊1）が昼間の平均血圧よりも 10 〜 20％低下するものを正常型（dipper），0 〜 10％低下するものを夜間非降下型（non-dipper），20％以上低下するものを夜間過降圧型（extreme-dipper），夜間に上昇するものを夜間昇圧型（riser）と分類している．non-dipper，riser は，予後不良である．extreme-dipper についてもガイドライン 2014 年版では，高齢者の無症候性脳疾患が進行しており，脳卒中発症のリスクも高いとされている（→ガイドライン 2014，24 頁）．

ABPM は患者にとってストレスとなり，再現性も良くない検査法である．著者は，家庭血圧で評価しきれない夜間血圧の評価以外には以前より積極的に使用しなくなった．

3. 白衣高血圧と仮面高血圧

診察室血圧が高血圧でも，診察室外（家庭血圧または ABPM で評価）血圧が非高血圧の状態が「白衣高血圧」と定義される．白衣高血圧は，本来未治療の患者に使用するべきであり，治療中の場合は，白衣現象または白衣効果を伴う高血圧と記載される．白衣高血圧は，診察室血圧で高血圧と診断された患者の 15 〜 30％に認められ，その割合は高齢者で増加する．白衣高血圧は持続性高血圧と比較して臓器障害は軽度とする報告が多いが，将来的な

＊1　収縮期で評価するのが一般的である．

脳心血管複合イベントリスクは非高血圧群に比し高く，持続性高血圧に移行する確率も高いとされ注意深い経過観察が必要とされる．

　仮面高血圧は，診察室血圧が非高血圧であっても，診察室外血圧（家庭血圧または ABPM での 24 時間平均血圧）では高血圧を呈する病態である．治療中の患者においては，「治療中仮面高血圧」と記載する．早朝高血圧（≧135/85mmHg）が代表的であるが，職場での精神的ストレスによる職場高血圧も含まれる．夜間に高血圧を呈する病態としては，心不全や腎不全による循環血液量増加，糖尿病性神経障害などによる自律神経障害，睡眠時無呼吸症候群などがある．非高血圧の一般住民の 10 ～ 15％が仮面高血圧であると

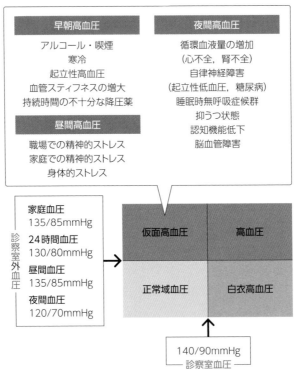

図 3-1　仮面高血圧に含まれる病態とその因子

(高血圧治療ガイドライン 2019, 日本高血圧学会, 21 頁, 図 2-2)

されるが，心血管リスクは持続性高血圧と同程度であり，高血圧として扱う．

4. 高血圧診断手順

　高血圧診断手順を図 3-2 に示す．検診や診察室血圧で高血圧基準に該当するがどうかに関わらず，家庭血圧測定を行うのが原則である．診察室血圧と家庭血圧に基づく血圧評価に違いがある場合は，家庭血圧を優先する．家庭血圧で≧ 135/85，家庭血圧が測定できない場合には，診察室血圧で≧ 140/90mmHg の場合，高血圧と確定診断される．

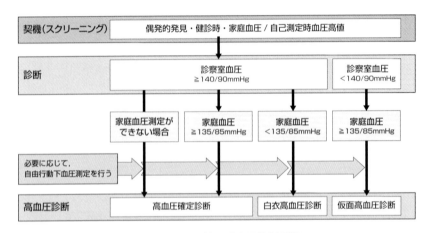

図 3-2　血圧測定と高血圧診断手順

(高血圧治療ガイドライン 2019，日本高血圧学会，20 頁，図 2-1)

高血圧の管理および治療の基本方針

1. 管理計画のためのリスク層別化

治療の基本方針の決定は, 血圧値と脳心血管病に対する予後影響因子から, リスクを層別化することから始まる. リスク層別化に用いる予後影響因子を表 3-4 に示す.

ガイドラインでは, 診察室での血圧値と予後影響因子から, 低リスク, 中等リスク, 高リスクに分けてあるが, 非常に複雑で覚えるのは大変である (→ガイドライン 50 頁, 表 3-2). **薬物療法の適応となる病態を理解すること**が**重要**で, 直ちに薬物療法が適応となる病態を濃いオレンジ色で, 1 ヵ月間非薬物療法をしたうえで薬物療法を考慮する病態をオレンジ色で示したものが表 3-5 である (表 3-5).

実臨床上は, まず高リスクを把握することが重要である. 高リスク群は薬物療法の適応になりうるからである. すなわち高リスクとは, 以下の通りである.

表3-4　リスク層別化に用いる予後影響因子

A. 脳心血管病危険因子	B. 臓器障害／脳心血管病	
高齢（65 歳以上）	脳	脳出血／脳梗塞
男性	心臓	心筋梗塞
喫煙		非弁膜症性心房細動
脂質異常症	腎臓	蛋白尿
低 HDL コレステロール(<40mg/dL)		
高 LDL コレステロール(>140mg/dL)		
高トリグリセリド血症(≧150mg/dL)		
糖尿病		
空腹時血糖≧126mg/dL		
負荷後血糖 2 時間値≧200mg/dL		
随時血糖≧200mg/dL		
HbA1c ≧6.5%(NGSP)		

(高血圧治療ガイドライン2019, 日本高血圧学会, 49 頁, 表3-1 を簡素化. ガイドラインには, 脳心血管病に対する予後影響因子として他の因子も記載されている)

表3-5　診察室血圧に基づいた脳心血管病リスク層別化

血圧分類／リスク層(血圧以外の予後影響因子)	高値血圧130-139/80-89mmHg	Ⅰ度高血圧140-159/90-99mmHg	Ⅱ度高血圧160-179/100-109mmHg	Ⅲ度高血圧≧180/≧110mmHg
リスク第一層予後影響因子がない	低リスク	低リスク	中等リスク	高リスク
リスク第二層年齢（65歳以上），男性，脂質異常症，喫煙のいずれかがある	中等リスク	中等リスク	高リスク	高リスク
リスク第三層脳心血管病既往，非弁膜症性心房細動，糖尿病，蛋白尿のあるCKDのいずれか，または，リスク第二層の危険因子が3つ以上ある	高リスク	高リスク	高リスク	高リスク

JALSスコアと久山スコアより得られる絶対リスクを参考に，予後影響因子の組合せによる脳心血管病リスク層別化を行った.
層別化で用いられている予後影響因子は，血圧，年齢（65歳以上），男性，脂質異常症，喫煙，脳心血管病（脳出血，脳梗塞，心筋梗塞）の既往，非弁膜症性心房細動，糖尿病，蛋白尿のあるCKDである.

（高血圧治療ガイドライン2019,日本高血圧学会,50頁,表3-2より改変）

(1) 脳心血管病（脳出血・脳梗塞，心筋梗塞）既往

(2) 非弁膜症性心房細動

(3) 糖尿病

(4) 蛋白尿のある慢性腎臓病（CKD）＊1

(5) 「65歳以上・男性・脂質異常症・喫煙」のうち3項目以上に該当

(6) 血圧160/100mmHg以上かつ「65歳以上・男性・脂質異常症・喫煙」のうちいずれかに該当

(7) 血圧180/110mmHg以上

のうちいずれかに該当する場合である.

＊1　随時尿で0.15g/gCr以上を蛋白尿陽性とする.

2. 初診時の高血圧管理計画

　初診時の血圧レベル別の高血圧管理計画を，図 3-3 に示す．

　この図を覚えるのは大変である．

　薬物療法の適応となる病態を分けて考えると良い（図 3-4）．すなわち，75 歳以上の後期高齢者を除き高値血圧群（130 〜 139/80 〜 89mmHg）以上が，薬物療法の適応となりうる．高血圧群（≧ 140/90mmHg）は，原則薬物療法の適応であり，高リスク群は直ちに行う．高リスク以外は，生活指導の効果を 1 ヵ月にみたうえで ≧ 140/90mmHg であれば投薬を開始する．高値血圧群のうち，高リスクでは，生活指導の効果を 1 ヵ月にみたうえで 130/80mmHg 以上であれば薬物療法の適応となる．しかし高値血圧群については，高リスクの要因から，後期高齢者（75 歳以上），両側頸動脈狭窄や脳主幹動脈閉塞，または未評価の脳血管障害のあるもの，蛋白尿のない CKD，非弁膜症性心房細動を除く．この場合は，中等リスクと同様に扱う．その後の経過で症例

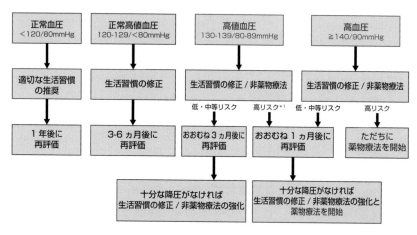

図 3-3　初診時の血圧レベル別の高血圧管理計画

＊ 1　高値血圧レベルでは，後期高齢者（75 歳以上），両側頸動脈狭窄や脳主幹動脈閉塞がある，または未評価の脳血管障害，蛋白尿のない CKD，非弁膜症性心房細動の場合は，高リスクであっても中等リスクと同様に対応する．その後の経過で症例ごとに薬物療法の必要性を検討する．

（高血圧治療ガイドライン 2019，日本高血圧学会，51 頁，図 3-1）

高リスク

- ・脳心血管病既往
  （脳出血・脳梗塞，心筋梗塞）
- ・非弁膜症性心房細動
- ・糖尿病
- ・蛋白尿のある慢性腎臓病（CKD）
- ・「65歳以上・男性・脂質異常症・喫煙」
  のうち3項目以上
- ・血圧160/100mmHg以上かつ
  「65歳以上・男性・脂質異常症・喫煙」
  のうち，いずれか
- ・血圧180/110mmHg以上

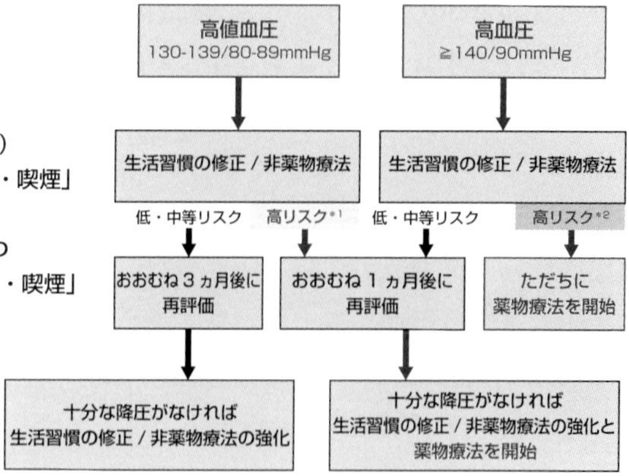

図 3-4　薬物療法の対象

* 1　高値血圧レベルでは，後期高齢者（75歳以上），両側頸動脈狭窄や脳主幹動脈閉塞がある，または未評価の脳血管障害，蛋白尿のないCKD，非弁膜症性心房細動の場合は，高リスクであっても中等リスクと同様に対応する.

* 2　著者注　後期高齢者（75歳以上）については，第8章高齢者高血圧の項の記載からは，一般的には収縮期150mmHg以上が降圧薬療法の開始基準として勧めていることが読み取れる.

ごとに薬物療法の必要性を検討する.

　高リスクの要因から除かれる因子は，過度の降圧が病態を悪化させる可能性があるからであり，蛋白尿のないCKDの場合は，厳格な降圧の有用性を示すエビデンスがないからである. 非弁膜症性心房細動は，多くの場合抗凝固薬を内服しており，降圧目標値が130/80mmHg未満となるので，実際は投薬することになると考えられる.

　後期高齢者（75歳以上）については，ガイドライン第8章高齢者高血圧の記載からは，一般的には収縮期150mmHg以上が降圧薬療法の開始基準として勧めていることが読み取れる. 「140/90mmHg以上で高リスクは，ただちに薬物療法」とだけ記載されている本項とは若干の乖離がある.

3. 降圧目標

降圧目標は 2014 年版に比し，厳しくなった（表 3-6）．**基本は＜ 130/80 であり，下げすぎに注意を要する場合および厳格な降圧の有用性のエビデンスがない場合は＜ 140/90 と認識する．**

75 歳未満の成人，脳血管障害患者（両側頸動脈狭窄や脳主幹部動脈閉塞なし），冠動脈疾患患者，CKD 患者（蛋白尿陽性＊1），糖尿病患者では，厳格な降圧が予後を改善するというエビデンスが得られており，また抗血栓薬服用中の患者は出血の危険性があるために厳格な降圧が勧められる．なおこの項には記載がないが，心疾患を合併する高血圧の治療の項（→ガイドライン 102 頁，表 6-2）に，左室駆出率の保たれた心不全（HFpEF）の降圧目標は収縮期＜ 130mmHg．心房細動例では，適切な抗凝固療法，心拍数コントロールとともに，収縮期血圧＜ 130mmHg と記載されている．75 歳以上の高齢者，脳血管障害患者（両側頸動脈狭窄や脳主幹部動脈閉塞あり，または未評価），CKD 患者（蛋白尿陰性＊1）では，＜ 140/90mmHg である．

表3-6 降圧目標

	診察室血圧 （mmHg）	家庭血圧 （mmHg）
・75 歳未満の成人 ・脳血管障害患者 　（両側頸動脈狭窄や脳主幹動脈閉塞なし） ・冠動脈疾患患者 ・CKD 患者（蛋白尿陽性） ・糖尿病患者 ・抗血栓薬服用中	＜130/80	＜125/75
・75 歳以上の高齢者 ・脳血管障害患者 （両側頸動脈狭窄や脳主幹動脈閉塞あり，または未評価） ・CKD 患者（蛋白尿陰性）	＜140/90	＜135/85

注 左室駆出率の保たれた心不全(HFpEF) の降圧目標は収縮期＜130mmHg，心房細動例では，適切な抗凝固療法，心拍数コントロールとともに，降圧目標は収縮期血圧＜130mmHg と記載されている（心疾患を合併する高血圧の治療参照）．
　　　（高血圧治療ガイドライン 2019，日本高血圧学会，53 頁，表 3-3）

＊1 随時尿で 0.15g/gCr 以上を蛋白尿陽性とする．

　目標値＜ 140/90mmHg となる病態は，厳密な降圧で合併症を生じたり，病態を悪化させる可能性のあるもので，蛋白尿がない場合の CKD では，130/80mmHg 未満の厳格な降圧の有用性を示すエビデンスがないからである．

　75 歳以上であっても，目標値が＜ 130/80mmHg とされる併存疾患を有している場合には，忍容性があれば＜ 130/80mmHg を目指す．

　糖尿病患者，CKD 患者（蛋白尿陽性）は，2014 年版でも降圧目標が低く（＜130/80mmHg）設定されていたが，2019 年版では合併症のない 75 歳未満の成人，冠動脈疾患，脳血管障害患者（両側頸動脈狭窄や脳主幹部動脈閉塞なし）も＜ 140/90mmHg から＜ 130/80mmHg に目標値が下げられた．抗血栓薬内服中の患者の目標値も初めて＜ 130/80mmHg とされた．後期高齢者は 2014 年版では，まず＜ 150/90mmHg を目指し忍容性があれば＜ 140/90mmHg とされていたが，＜ 140/90mmHg とだけ記載された．

　家庭血圧の目標値は診察室血圧よりも 5mmHg 低い値であるが，著者から見て家庭血圧 125 ＜ 75mmHg 未満は，実臨床上はかなり厳しい目標値である．特に早朝高血圧を呈する症例では，薬剤を増やす必要が出てくる．その場合懸念されるのが，日中の過降圧である（症例 50）．2019 年版では，「収縮期血圧が 120mmHg 未満に降圧された場合には，血圧低下による有害事象の発現に注意を要する」と記載されている（→ガイドライン 60 頁，Q4）．年齢や併存疾患にもよるが，日中に収縮期血圧が 110mmHg を切るような症例では，朝の血圧が目標値に達しなくとも減薬した方がいいと考える．

　日本高血圧学会から 2019 年 5 月に発行された「高血圧診療ステップアップ−高血圧治療ガイドラインを極める−」には，"まず，家庭血圧の早朝血圧を 135mmHg 未満へのコントロールを目指す（Ⅱ血圧測定・家庭血圧）"と記載されている．2019 年版にはこのような記載はないが，"最終的に 130/80mmHg 未満を目指す"と記載されているので整合性が無いわけではない．一般臨床家としては，"まず 135mmHg 未満を目指し他の時間帯の血圧値や忍容性をみて 130/80mmHg 未満を目指す"とするのが妥当なところと思われる．

生活習慣の修正

　2019年版からの引用を示すにとどめる（表3-7）（メモ参照）．喫煙に関しては，受動喫煙も高血圧を発症させる要因となっている可能性が指摘されている．

> **メモ**　**6g未満/日に至らない食塩制限は，降圧をもたらさないのか．**
>
> 　6g未満/日の食塩制限は，塩，醤油，味噌を多く使用する日本食においては容易ではない．食材そのものにすでに塩分が多く含まれているものもある．ガイドラインの6g/日未満という数字は，主にもともとの塩分摂取量が少ない欧米における研究が根拠となっている（＊1）．著者らは，人間ドック受診者を対象に随時尿から塩分摂取量を推定し，血圧との関係を検討したところ，降圧薬を内服していない群については，6g以上であっても塩分摂取量と血圧は有意に相関した．介入試験ではないが，6g/日に満たない減塩でも，降圧には有効である可能性が示された(図3-5, 文献1)．

表3-7　生活習慣の修正項目

1. 食塩制限6g/日未満
2. 野菜・果物の積極的摂取[＊1] 　飽和脂肪酸，コレステロールの摂取を控える 　多価不飽和脂肪酸，低脂肪乳製品の積極的摂取
3. 適正体重の維持：BMI（体重〔kg〕÷身長〔m〕^{2}）25未満
4. 運動療法：軽強度の有酸素運動（動的および静的筋肉負荷運動）を毎日30分，または180分/週以上行う
5. 節酒：エタノールとして男性20〜30mL/日以下，女性10〜20mL/日以下
6. 禁煙

＊1　カリウム制限が必要な腎機能障害患者では，野菜・果物の積極的摂取は推奨しない．肥満や糖尿病患者などエネルギー制限が必要な患者における果物の摂取は80kcal/日程度にとどめる．

（高血圧治療ガイドライン2019，日本高血圧学会，64頁，表4-1）

＊1　高血圧治療ガイドライン2019，日本高血圧学会，71頁，CQ4　高血圧患者における減塩目標6g/日未満は推奨されるか？

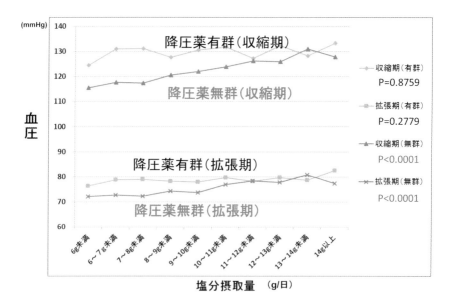

図 3-5　人間ドック入所者における随時尿からの推定塩分摂取量と血圧との関係

文献

1) 青木由香里，後藤敏和，尾形千春，他：人間ドック受診者の随時尿から推定した
塩分摂取量と血圧値の関係．　人間ドック 32：726‑732，2018.

 降圧治療

....

　降圧薬の脳心血管病抑制効果の大部分は，使用薬剤の種類よりも降圧度に
依存する．使用する薬剤の種類によらず，十分に降圧させることが重要であ
る．

　主要降圧薬は，Ca 拮抗薬，ARB，ACE 阻害薬，少量の利尿薬，β遮断薬（含
αβ遮断薬）の 5 種類である．このうち第一選択薬となるのは，β遮断薬を
除いた Ca 拮抗薬，ARB，ACE 阻害薬，利尿薬の 4 つである．

表 3-8　主要降圧薬の積極的な適応と禁忌（著者作成）

降圧薬	積極的な適応	禁忌	慎重投与
Ca 拮抗薬	脳血管疾患後，狭心症，左室肥大，糖尿病，高齢者，徐脈（ジヒドロピリジン*1）頻脈（ジルチアゼム）	房室ブロックⅡ度以上，徐脈（40以下）（ジルチアゼム）	心不全，徐脈（50以下）（ジルチアゼム）頻脈（ジヒドロピリジン系*1）
ARB	脳血管疾患後，心不全，心筋梗塞後，左室肥大，腎障害，蛋白尿，糖尿病，メタボリックシンドローム，高齢者，心房細動予防	妊娠，高カリウム血症，両側腎動脈狭窄	片側腎動脈狭窄
ACE 阻害薬	脳血管疾患後，心不全，心筋梗塞後，左室肥大，腎障害，蛋白尿，糖尿病，メタボリックシンドローム，高齢者，心房細動予防，誤嚥性肺炎	妊娠，高カリウム血症，両側腎動脈狭窄，血管神経性浮腫	片側性腎動脈狭窄，気管支喘息，慢性閉塞性肺疾患
利尿薬	脳血管疾患後，心不全，腎不全（ループ利尿薬）高齢者（少量のサイアザイド），浮腫	低カリウム血症，低ナトリウム血症	妊娠，痛風，高尿酸血症，耐糖能異常，腎機能低下（サイアザイド）
β 遮断薬	狭心症*2，心筋梗塞後，頻脈，心不全*3	喘息，心不全*3 房室ブロックⅡ度以上，高度洞性徐脈，重度末梢循環障害，糖尿病性ケトアシドーシス	房室ブロックⅠ度，慢性閉塞性肺疾患，末梢動脈疾患，レイノー症候群
α1 遮断薬	高脂血症，前立腺肥大，褐色細胞腫，早朝高血圧*4	起立性低血圧	ホスホジエステラーゼ5 阻害薬*5との併用
MR 拮抗薬	難治性高血圧心不全*6糖尿病性腎症*7	高カリウム血症，腎障害*7 糖尿病性腎症（エプレレノン）	ARB，ACE阻害薬，アリスキレン，β遮断薬との併用（カリウム上昇）

*1 ただしアムロジピン，アゼルニジピンを除く
*2 ただし，血管攣縮性狭心症には禁忌（著者追記）
*3 心不全に対する少量漸増療法の保険適応は，カルベジロールとビソプロロールにのみあり．他の β 遮断薬は心不全に禁忌
*4 長時間型 Ca 拮抗薬の就前投与が効果不十分のとき長時間作用型（ドキサゾシン）を試みてもよい
*5 バルデナフィルなどの勃起不全治療剤，併用により過度の降圧を来す
*6 スピロノラクトン，エプレレノンに保険適応あり
*7 エサキセレノンはeGFR30mL/分/1.73m^2 以上で使用可，効果が期待できる．エプレレノン禁忌はCCr＜50mL/分
　　エサキセレノンの禁忌はeGFR30mL/分/1.73m^2 未満

　薬剤の選択にあたっては，まず各薬剤の禁忌について認識する．禁忌となる薬剤を避けて投薬していれば，大きな間違いはない，といってよい．次に積極的な適応を考えて投薬できれば，病態生理にかなった良い投薬であるといえる．2009 年版から第一選択薬からはずされた α1 遮断薬と，ミネラルコ

表 3-9　降圧薬の適応（著者作成）　　　○ 適　　△ 注意して使用　　× 禁忌〜不適

分類	一般名	若年	高齢者	心不全	徐脈	頻脈	腎障害	喘息気管支	閉塞性動脈硬化症	高脂血症	糖尿病	痛風高尿酸血症	妊婦	肝障害	低カリウム	高カリウム
サイアサイド及び類似薬	トリクロルメチアジド		○	○			×		△	△	△	×〜△	○〜×		△	○
ループ利尿薬	フロセミド			○			○		△			×〜△	○〜×			○
ジヒドロピリジン系Ca拮抗薬	ニフェジピン		○	○	○	△	○		○	○	○	○	△*3			
	アムロジピン		○	○	○		○		○	○	○	○				
	アゼルニジピン		○	○	△		○		○	○	○	○				
β遮断薬（ISA⊖）	アテノロール	○	△	×	×	○		×	△〜×	△〜×	△〜×		△*4			△
	ビソプロロール	○	△	×	×	○		×	△〜×	△〜×	△〜×*1		△*4			
β遮断薬（ISA⊕）	ピンドロール	○	△	△				×	△〜×	△〜×	△〜×*1		△*4			
β遮断薬（α₁遮断作用⊕）	カルベジロール	○	△	○		○		×	△〜×	△〜×	△〜×					
	ラベタロール	○	△	×	×	○		×	△〜×	△〜×	△〜×		△*4			
ACE阻害薬	エナラプリル	○	○	○			○*5	△	○	○	○	○	×			△
アンジオテンシンII受容体拮抗薬	ロサルタン	○	○	○			○*5				○	○	×			△
	カンデサルタン	○	○	○			○*5				○	○	×			△
	バルサルタン	○	○	○			○*5				○	○	×			△
	テルミサルタン	○	○	○			○*5				○	○	×	△*8		△
	オルメサルタン	○	○	○			○*5				○	○	×			△
	イルベサルタン	○	○	○			○*5				○	○	×			△
	アジルサルタン	○	○	○			○*5				○	○	×			△
アルドステロン拮抗薬	スピロノラクトン			○*7			△*6								○	×
	エプレレノン			○*7			△*6								○	×
	エサキセレノン			○			△*6								○	×
α₁遮断薬	プラゾシン		△		○	△				○	△*2					
	ドキサゾシン		△		○	△				○	△*2					
中枢性交感神経抑制薬	クロニジン	△	△	△	△	○					△*2					
	メチルドパ	△	△	△	△	○					△*2		○	×		
	グアナベンズ	△	△	△	△	○					△*2					

*1 経口糖尿病薬およびインスリン治療中の症例　　*2 糖尿病性神経障害のある場合
*3 従来，催奇形性があり禁忌とされてきたが，2014年版から妊娠20週以降では使用可とされた．20週以前の使用については，2009年版の記載に準じ，患者との十分なインフォームドコンセントのもとに使用される必要がある．
*4 2004年版では使用可能なβ遮断薬が，ラベタロールを含め5種類明記されていたが，2009年版からラベタロールを投与することが勧められ，2019年版では第一選択薬の一つとして明記されたので，β遮断薬はラベタロールを最初に使用するべきである．
*5 腎機能障害例には最小用量から使用する．
*6 実際には臓器障害の改善が期待される．スピロノラクトンの禁忌は，無尿・急性腎不全，エプレレノンはCCr50mL/分未満，エサキセレノンはeGFR30mL/分/1.73m²未満である（メモ参照）．
*7 スピロノラクトン，エプレレノンに保険適応がある．
*8 テルミサルタンはほぼ完全に肝代謝で肝機能障害例に対する投与量の上限は40mg/日．

ルチコイド受容体拮抗薬（MR 拮抗薬）を加えた著者なりの考え方を，表3-8，表3-9 に示した．

ワンポイントレクチャー　糸球体濾過量（GFR）とクレアチニンクリアランス（CCr）

糸球体濾過量（GFR：glomerular filtration ratio）は，糸球体からどの程度不要物質が排泄されるかを表すもので，アルブミン尿，蛋白尿とともに，慢性腎臓病（CKD）の重症度分類に用いられる．クレアチニンクリアランス（CCr）は，クレアチニンが尿細管からも分泌されるために，糸球体と尿細管を合わせて腎臓からどの程度不要物質が排泄されるかを表すものである．どちらも血清クレアチニン値から推定式で計算されるが，推定 GFR（eGFR）は，性別と年齢から計算され標準的体表面積を 1.73m^2 と想定し補正している．高齢者など筋肉量の少ない人では，高く評価される．正確な腎機能評価が必要な場合は，患者自身の体表面積（BSA：身長と体重から計算）で補正する必要がある．

推定 CCr は性別，年齢，体重の 3 つから計算される．CCr は GFR よりも約 30% 高く出る．eGFR ＝ 0.789 ×推測 CCr の関係がある．薬剤は尿細管からも分泌されるので，腎機能のしばりがある場合，CCr が基準となる場合が多い．

日常診療上重要な病態における診療指針

1. 心疾患を合併する高血圧

2019年版の心疾患を合併する高血圧の治療を表3-10に示すが，著者が考える変更点，重要な点を太字で示す.

冠動脈疾患については，拡張期血圧の過降圧による冠動脈血流低下による心筋虚血誘発の可能性を懸念し2014年版では＜140/90mmHgであったが，2019年版では＜130/80mmHgに引き下げられた. 収縮期血圧130未満を目指すことを優先し，拡張期血圧80mmHg未満を避ける必要はないとされた（＊1）.

2014年版で拡張機能心不全とされた病態は，左室駆出率の保たれた心不全（HFpEF：左室駆出率50％以上）と記載が改められ，降圧目標が＜130mmHgを目指す，と明記された. 利尿薬以外は，使用するべき降圧薬については，エビデンスがない.

重症の心機能障害の場合にはMR拮抗薬の追加が推奨されている. 高カリウム血症には注意を要するが，利尿薬が併用されていることがほとんどで，過度に心配する必要はない.

冠攣縮の関与が考えられる狭心症に試用するβ遮断薬はβ₁選択性遮断薬とし，Ca拮抗薬を併用することを勧めているが，著者はβ遮断薬は控えた方がよいと考えている（4章⑤ β遮断薬の項参照）.

心不全に保険適応（少量漸増療法）があるβ遮断薬は，カルベジロールとビソプロロールである（＊2）. 他のβ遮断薬は心不全または重篤な心不全には禁忌となる（付録3　降圧薬における保険審査上の注意点，参照）.

＊1　高血圧治療ガイドライン2019，日本高血圧学会，111頁，CQ7　冠動脈疾患合併高血圧患者の降圧において，拡張期血圧80mmHg未満を避ける必要があるか？

＊2　アーチスト®1.25mg，2.5mg錠，ビソプロロール®0.625mgには，心不全の適応はあるが，高血圧の適応はない.

表 3-10 心疾患を合併する高血圧の治療

心肥大		心肥大退縮のために持続的かつ十分な降圧が必要 第一選択薬：RA 系阻害薬，長時間作用型 Ca 拮抗薬
冠動脈疾患		**降圧目標＜ 130/80mmHg** 器質的冠動脈狭窄による狭心症の第一選択薬：β遮断薬，長時間作用型 Ca 拮抗薬 冠攣縮性狭心症の第一選択薬：Ca 拮抗薬
心筋梗塞後		標準的薬物治療：ACE 阻害薬（忍容性がない場合 ARB），β遮断薬の併用療法 **重症収縮機能症例：MR 拮抗薬を追加** うっ血改善：利尿薬を追加 標準的薬物治療を最大忍容量まで漸増しても降圧不十分の場合：長時間作用型 Ca 拮抗薬を追加
心不全	左室駆出率低下 （HFrEF）	血圧が正常か低い症例が多いが，降圧に加え，QOL や予後改善，心不全入院抑制のため降圧薬を用いる 病態や併存疾患に応じた個別治療が重要となるため，**一概に降圧目標を定めることはできない** 標準的薬物治療：ACE 阻害薬（忍容性がない場合 ARB），β遮断薬，利尿薬，MR 拮抗薬の併用療法 利尿薬の適切な使用下に，標準的薬物治療を最大忍容量まで漸増しても降圧が不十分な場合：長時間作用型 Ca 拮抗薬を追加
	左室駆出率正常 （HFpEF）	**収縮期血圧＜ 130mmHg を目指す** 個々の病態に合わせた利尿薬を中心とした降圧薬治療
心房細動		新規発症予防：収縮期血圧 130mmHg 未満の降圧が有効 心肥大や心不全例での心房細動新規発症予防：RA 系阻害薬を中心とした降圧薬治療 **心房細動例：適切な抗凝固療法，心拍数コントロールとともに，収縮期血圧 130mmHg 未満を目指す**

（高血圧治療ガイドライン 2019，日本高血圧学会，102 頁，表 6-2 より改変）

心房細動では抗凝固療法と共に，130mmHg 未満の降圧を目指すと，初めて記載された．

2. 慢性腎臓病（CKD）を合併する高血圧に対する治療

CKD 早期発見のため，全ての高血圧患者で検尿と推定糸球体濾過量（eGFR）の算出を行う．糖尿病合併 CKD では，尿アルブミンを尿クレアチニンとの比（mg/gCr）で評価し，糖尿病非合併例では，尿蛋白定性（±）以上で尿蛋白 / クレアチニン（g/gCr）を測定し，0.15g/gCr 以上で蛋白尿ありと判定する．随時尿で測定されるが，最も濃度が高くなる早朝第一尿が望ま

しい．アルブミン尿・蛋白尿と GFR から CKD の重症度が決定される．

　蛋白尿ありの場合の降圧目標は，130/80mmHg 未満で，RA 系阻害薬が推奨される．糖尿病なし，蛋白尿なしの場合には，目標値は個別に設定されるが，高齢者ではゆっくり降圧し過度の降圧を避ける．RA 系阻害薬，Ca 拮抗薬，サイアザイド系利尿薬が推奨される．

　CCr が 30mL/ 分未満のときには，無効であるばかりか，副作用のみが出現する可能性があり，サイアザイドは控える．

3. 糖尿病合併高血圧

　神経障害を合併すると起立性低血圧を来すこともあるので，体位を変えて血圧測定することも大事である．

　糖尿病合併高血圧の降圧目標は 130/80（家庭血圧では 125/75）mmHg 未満である．糖尿病は高リスクに含まれるので，血圧 140/90mmHg 以上では直ちに降圧薬を開始する．130 ～ 139/80 ～ 89mmHg では，約 1 ヵ月間生活習慣の改善指導を行い 130/80mmHg 以上であれば投薬を開始する．

　ARB，ACE 阻害薬に加え，Ca 拮抗薬，少量のサイアザイド系利尿薬が推奨されるが，蛋白尿がある場合には RA 系阻害薬が優先される．単剤で効果不十分であれば，薬剤を組み合わせる．ARB と ACE 阻害薬の併用は，高カリウム血症，腎機能障害，過度の降圧が優位に上昇し推奨されない（ONTARGET 試験）（文献 2）．またアリスキレンは，ARB，ACE 阻害薬との併用は有害事象を増加させ（ALTITUDE 試験）（文献 3），禁忌である．

　MR 拮抗薬にも蛋白尿減少作用が認められている．エプレレノンは CC r 50mL/ 分未満および糖尿病性腎症には禁忌であるが，エサキセレノンは eGFR30mL/ 分 /1.73m^2 以上であれば慎重投与ながら糖尿病性腎症にも投与可能である．

　糖尿病治療薬であるナトリウム・グルコース共輸送体 2（SGLT2）阻害薬は，ナトリウム利尿，降圧効果があり，糖尿病合併高血圧において有力な降圧薬となる可能性がある（文献 4）．

　肥満，メタボリックシンドロームを伴う症例においても，ARB，ACE 阻

害薬の投与が勧められる．詳しくはガイドラインを参照願いたい（→ガイドライン 127 〜 129 頁）．

　脂質異常症を合併する症例では，脂質代謝に影響を与えない ARB，ACE阻害薬，Ca 拮抗薬の他，改善作用にある a_1 遮断薬が推奨される．

4. 高齢者高血圧

　高齢者の高血圧には，収縮期高血圧，血圧動揺性の増大．起立性低血圧，食後性低血圧，塩分感受性，合併症を多く有しているなどの特徴がある．

　「薬物療法の開始基準は原則として 140/90mmHg 以上，75 歳以上で収縮期140-149mmHg や自力で外来通院不能な患者（フレイル，認知症，要介護，エンドオブライフ，など）の降圧薬開始は個別に判断する」とだけ記載されている．直接的な記載はないが，この文章を解釈すると 75 歳以上については，**収縮期 150（家庭血圧では 145）mmHg 以上が一応の一般的な薬物療法の開始基準としてよろしいのではないかと考える**．80 歳以上の高齢者でも降圧薬治療は，予後を改善する（HYVET）と記載されているが，それ以上の超高齢者になると開始基準，降圧目標についてエビデンスが得られていないために，ガイドラインには記載されていないと推測する．いずれにせよ高齢者の降圧薬療法については，年齢，症状，合併症等を考慮に入れ個別に行う（tailor made medicine）ことが重要であると考える．

　75 歳以上では，常用量の 1/2 量から開始し，緩徐に降圧させる．

　降圧目標は，自立している場合には，65 〜 74 歳は 130/80mmHg 未満，75歳以上では 140/90mmHg 未満とされた．併存疾患の降圧目標が 130/80mmHg未満であれば，忍容性があればこれを目指す．血管狭窄（両側頸動脈 75％以上，有意な冠動脈狭窄），血圧調節異常（起立性低血圧，起立性高血圧，食後血圧低下），自力での外来通院不能な症例では，降圧目標，スピードを個別に判断する．治療中の患者が 75 歳になったからといって，降圧目標を緩める必要はない．

　降圧薬の選択は非高齢者と変わりないが，骨粗鬆症を合併している場合には，尿細管からの Ca 再吸収を促進するサイアザイド系利尿薬が推奨されて

いる．一方，ループ利尿薬は，腎からの Ca 排泄を促進するので好ましくない．

　高齢者は二次性高血圧として動脈硬化による腎血管性高血圧を念頭に置く必要がある．よって著者は第一選択薬として Ca 拮抗薬を使用してきた．ただし Ca 拮抗薬の就前投与は，夜間多尿を促進させる心配がある．誤嚥性肺炎を繰り返す高齢者には，咳嗽という副作用を逆手に取って ACE 阻害薬が第一選択薬になる，と記載されているが，ACE 阻害薬，ARB は腎血管性高血圧を検索したうえで使用した方が無難である．

　高齢者に同じ薬剤を投与し続けていると，降圧し過ぎていることがある．特に家庭血圧を測定していない場合，季節的には脱水が生じやすい夏季には注意を要する．

　なお認知機能については，中年期の高血圧は高齢期認知機能障害の危険因子であり，積極的に治療するべきであるが，高齢者高血圧の降圧治療による効果は認められていないが，悪化させる成績はなく降圧治療は行う，ただし過降圧は認知機能に悪影響を与える可能性が否定できないので，降圧目標値を大きく下回らないように注意が必要である，と記載されている．

5. 脳血管障害を合併する高血圧
　超急性期（発症 24 時間以内）および急性期（発症 2 週以内）については，ガイドラインを参照されたい．

　発症 1 ヵ月以後の慢性期については，脳梗塞，脳出血，くも膜下出血何れも 140/90mmHg 以上で降圧治療対象となる．降圧目標は，130/80mmHg 未満であるが，両側頸動脈高度狭窄や脳主幹動脈閉塞あり，または未評価の場合は 140/90mmHg 未満とされた．

　第一選択薬は，Ca 拮抗薬，ARB，ACE 阻害薬，利尿薬で特に変わりはない．

6. 妊娠高血圧症候群・授乳婦に使用可能な薬剤
　妊娠時に高血圧（140/90mmHg 以上）を認めた場合，妊娠高血圧症候群と定義される．

　薬物療法の適応は，重症高血圧の基準（収縮期 160 かつ，または拡張期

110mmHg 以上）を超えるものとされ，収縮期＜ 160 かつ拡張期＜ 110mmHg
では，降圧治療の有効性は少ない．具体的な開始基準は，収縮期 160 〜
170mmHg，拡張期 105 〜 110mmHg と幅をもって記載されている．収縮期高
血圧≧ 180/110mmHg または拡張期≧ 120 mmHg は高血圧緊急症とされ，速
やかに降圧治療を開始するとされている．降圧目標は 160/110mmHg 未満と
されており，どこまで降圧するかは，母体・胎児の状況から産科医と相談の
上，個別に判断する．

　妊娠 20 週未満では，メチルドパ，ラベタロールが第一選択薬となる．20
週以降ではニフェジピンも使用可能である．上記 3 剤にヒドララジンを加え
た 4 剤が第一選択薬となる．

　Ca 拮抗薬については，妊娠 20 週以降のニフェジピン使用以外は禁忌とさ
れているが，ACE 阻害薬，ARB，直接的レニン阻害薬（DRI）は妊娠中に服
用すると羊水過少症，催奇形性や腎の形成不全が起こることが報告されてお
り禁忌である．

　利尿薬については，循環血漿量さらに胎盤血流量を低下させる可能性があ
り，心不全兆候がない限り使用しないのが原則である．

　2019 年版に授乳期間に服用可能と考えられる降圧薬について一覧が記載
されているが，禁忌とされる薬剤につては記載がない．母乳中への移行は極
めて少なく，山形県立中央病院では制限を設けていない．ただし著者が調べ
たところでは，アテノロールで児にチアノーゼ・徐脈を来した報告と同じ
く β遮断薬であるアセブトロールでも低血圧・徐脈を来した症例が報告さ
れているので β遮断薬については児への注意深い観察が必要であろう（文
献 5，6）．

　以上が 2019 年版の記載であるが，産婦人科診療ガイドライン産科編 2017
に，さらに踏み込んだ解説が記載されているので紹介する（41 頁，ワンポ
イントレクチャー参照）．

ワンポイント レクチャー　　産婦人科診療ガイドライン産科編 2017 より（文献 7）

　降圧薬に限らず残留性のある薬剤を除いては，催奇形性が問題となるのは，妊娠 4 週から 12 週末までであり，特に 4 週から 7 週末が極めて敏感な時期とされる．13 週以降は，催奇形性は心配ないが，胎児毒性が問題となる時期である．

　ARB，ACE 阻害薬（および両剤に準じてアリスキレン）は妊娠第 2 三半期（＊1）以降には，胎児毒性はよく知られているが，第 1 三半期（＊1）での使用では，胎児奇形の発生リスクの増加はあるものの，他の降圧薬を使用している妊婦と同等であることが明らかにされた．内服中に妊娠した女性には，胎児への影響を強調するのではなく，受精後 8 ～ 10 週までの間に他剤に変更することを助言するべき，と記載されている．

　また，従来催奇形性が問題とされた Ca 拮抗薬のニフェジピン（妊娠 20 週未満），ニカルジピン塩酸塩（経口錠），アムロジピンベシル酸塩については，「添付文書上いわゆる禁忌の医薬品のうち，妊娠初期に服用・投与された場合臨床的に有意な胎児への影響はないと判断してよい医薬品」と位置付けられている（＊2）．

　β遮断薬のアテノロールについては，第 2 三半期以降の投与による胎児発育不全の可能性があるとされ，分娩前に投与を受けた場合，新生児については生後 24 ～ 48 時間はβ遮断症状・兆候に注意する必要が指摘されている．

　授乳中に使用している医薬品の児への影響についての薬物安全評価は「相対的乳児投与量 relateive infant dose：RID (%) ＝経母乳的に摂取される総薬物量 (mg/kg/ 日) / 当該薬物の児への投与常用量 (mg/kg/ 日) × 100」で表される．RID が 10% をはるかに下回る場合には，児への影響は少ないが，10% を大きく越える場合には注意が必要である，とされる．降圧薬についても RID は極めて小さく影響は少ないとされる．多くの薬物で「母乳への移行が報告されているので授乳は控えることが望ましい」と記載されているが，実際は根拠に乏しく一様に授乳を中止するべきではない．

　妊娠と医薬品についての相談先が紹介されている（＊3）．

＊1 妊娠期間を三半期で区分する場合，妊娠 0 週 0 日〜 13 週 6 日を第 1 三半期，14
週 0 日〜 27 週 6 日までを第 2 三半期，28 週 0 日〜を第 3 三半期という．また妊娠 0
〜 15 週までを妊娠初期，16 〜 27 週までを妊娠中期，28 週〜を妊娠後期あるいは末
期という．
＊2 諸外国では，既に 2003 年からガイドラインで使用が奨められている（文献 8, 9）．
＊3 妊婦，授乳婦と薬に関しては，国立成育医療研究センター「妊娠と薬情報センター」
電話番号（03-5494-7845），虎ノ門病院「妊娠と薬相談外来（完全予約制）」電話番号
（03-3588-1111，内線 3410）患者さん自身が相談可能である．

7 降圧薬の併用療法および治療抵抗性高血圧に対するアプローチ

1. 降圧薬の併用療法

　2019 年版に記載されている降圧薬の併用療法につき私見を含め解説する.

　一般に降圧薬は単一薬剤を増量するよりも, 作用機序の異なる薬剤を組み合わせたほうが, 降圧効果は大きく副作用の発現も抑えられる.

　2 剤併用の組み合わせは 2014 年版と同じであり, Ca 拮抗薬, ARB, ACE 阻害薬, 利尿薬の 4 剤の組み合わせが示されている. すなわち① ACE 阻害薬または ARB ＋ Ca 拮抗薬, ② ACE 阻害薬または ARB ＋利尿薬, ③ Ca 拮抗薬＋利尿薬, である（図 3-6）.

　ACE 阻害薬と ARB の併用は, 高リスク患者を対象とした大規模スタディー（ONTARGET 試験）の結果では, 蛋白尿は減少するものの, 透析導入, クレアチニンの倍増, 死亡はむしろ悪化させるというものであり（文献 2）, その後の報告でも 2 型糖尿病での ARB と ACE 阻害薬併用での強力なレニンアンジオテンシン系の抑制は腎機能の予後を改善せず急性腎障害や高カリウム血症を増加させた（文献 10）. そのため 2009 年版からこの両剤の併用は推奨される組み合わせから外されているが, 蛋白尿減少効果は他にも報告

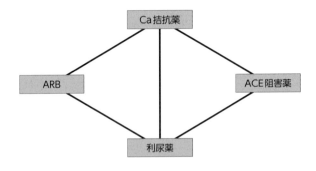

図 3-6　2 剤の併用
(高血圧治療ガイドライン 2019, 日本高血圧学会, 79 頁, 図 5-3)

されており，併用する場合には，腎機能悪化，高カリウム血症に注意しつつ専門医による投与が望ましい.

　その他，利尿薬と β 遮断薬の併用は，代謝に対する悪影響，大規模試験での心血管病に対する効果の結果から 2009 年版から推奨される組み合わせから外されたが，心不全や心筋梗塞後では併用することが多い.

　降圧薬開始に当たっては，単剤を少量から開始するのが原則である. 2019 年版にはⅡ度以上（160/100mmHg 以上）の高血圧には少量の 2 剤併用から開始してよい（→ガイドライン 77 頁，図 5-1）と記載されているが，著者の経験からは中年過ぎの女性には Ca 拮抗薬が，高レニン状態にある病態では，ACE 阻害薬・ARB が著効を呈することがあり単剤から開始し，1 ～ 2 週間は血圧値を観察した方が無難である.

　なお近年数多く発売されている配合剤は，過度の降圧の危険性があり保険適応上も第一選択薬としては認められていない.

2. 治療抵抗性高血圧およびコントロール不良高血圧，難治性高血圧に対するアプローチ

　治療抵抗性高血圧は利尿薬を含むクラスの異なる 3 剤の降圧薬を用いても血圧が目標値まで下がらないものと定義される. 2 ～ 3 剤の降圧薬でコントロール不良であるものや利尿薬が使用されていない場合はコントロール不良高血圧として扱い，治療抵抗性高血圧と同様な対策をとる. 2019 年版では新たに，5 剤以上用いても目標値に達しない場合，難治性高血圧と定義するとされた.

　治療抵抗性となる要因は，食塩過剰摂取・肥満・過度の飲酒，睡眠時無呼吸症候群，原発性アルドステロン症などの二次性高血圧，腎機能低下，ストレス，他の薬剤による影響などであるが，特に高齢者では服薬アドヒアランスをチェックすることも大事である. 減塩は難しいことも多く，利尿薬が投与されていなければ，少量のサイアザイドを追加する. 過度に飲酒し多剤（7剤）併用でもコントロール不良であった症例が，断酒により血圧が正常化し降圧薬不要になることもある（＊1）.

```
ワンポイント
レクチャー
```
ACE 阻害薬と ARB の違い

ACE 阻害薬と ARB の違いを以下に挙げる.

[副作用]
・ACE 阻害薬はキニナーゼⅡを阻害し, キニン・プロスタグランディン系を賦活化させるので, 咳嗽・のどの違和感・血管浮腫があるが, ARB はほとんどない.
・喘息・慢性閉塞性肺疾患では, ACE 阻害薬は気道過敏性も亢進させるために推奨されない. 逆に ACE 阻害薬は, 咳嗽という副作用を利用し, 老人の誤嚥性肺炎に有用とされる.

[薬物代謝]
・ACE 阻害薬は基本的に腎排泄(デモカプリルは肝排泄が大きい).
・ARB は肝排泄が大きい(テルミサルタンはほぼ 100% 肝排泄).

[臓器保護という観点]
・腎臓については, ACE 阻害薬, ARB ともに改善し, 優位性は認められないが, 心臓については ACE 阻害薬が優位である.
・ACE 阻害薬は糖尿病患者での心筋梗塞発症を有意に減少させた(文献 13).
・多くの大規模試験では, ACE 阻害薬は心筋梗塞後の心血管系合併症を減少させ, 生命予後を改善することが示された.
・ARB については, 心筋梗塞の発症を増やすという報告がなされ(文献 14), しばらく論争が続いたが(文献 15, 16), 血管病変または高リスクの糖尿病患者を対象にした ONTARGET 試験により, テルミサルタンが ACE 阻害薬であるラミプリル(本邦未発売)と同様なプライマリーエンドポイント(心血管死・心筋梗塞など)改善効果があることが立証された(文献 2).
・日本のガイドラインでは, 心筋梗塞の二次予防の第一選択薬は ACE 阻害薬であり, ARB は ACE 阻害薬に忍容性がない場合に限る, とされている(文献 17).

＊1　後藤敏和編著：症例から考える高血圧の診かた, 症例 1, 金芳堂, 2012

　常に念頭に置くべきなのは，睡眠時無呼吸症候群の可能性である．問題となるのは，夜間睡眠中に上気道虚脱による気流停止を周期的に繰り返す病態

表 3-11　閉塞性睡眠時無呼吸症候群を疑う所見

症状	眠気，集中力の低下，抑うつ状態，早朝の不定愁訴（頭痛，倦怠感），強いいびき，無呼吸（家族からの指摘も多い），頻回の夜間覚醒・夜間頻尿，夜間呼吸困難（窒息感）
身体所見	肥満，小顎症，扁桃肥大，軟口蓋低位
血圧特性	治療抵抗性高血圧，早朝高血圧，夜間高血圧
検査所見	左室肥大（特に診察室血圧と家庭血圧が正常の例），心不全，脳血管障害，夜間発症の脳心血管イベント（心房細動，上室・心室不整脈を含む），メタボリックシンドローム，慢性腎臓病，透析

(高血圧治療ガイドライン 2019，日本高血圧学会，130 頁，表 7-3)

起床時の血圧

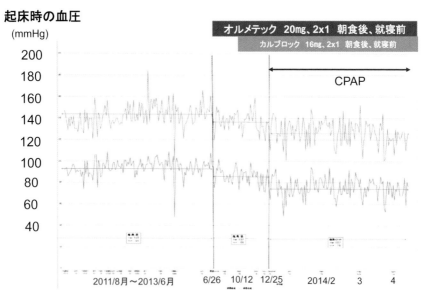

図 3-7　50 歳代中頃，男性．肥満（BMI 30.4）を伴う本態性高血圧．合併症，高脂血症．オルメサルタン（オルメテック®）とアゼルニジピン（カルブロック®）併用で降圧不十分であった．睡眠時無呼吸症候群と診断され〔AHI（＊1）70.6，最長 36.7 秒〕CPAP を開始したところ血圧は著明に低下した（5 ヵ月後の AHI 0.7）．

〔閉塞性睡眠時無呼吸症候群（OSAS）〕であり，血圧上昇の主な要因は交感神経活性の亢進と考えられている．OSAS は，治療抵抗性となる二次性高血圧の最も多い要因とされ（文献 11），本邦の高血圧患者にも高頻度に認められる（文献 12）．OSAS はいびき，肥満，昼間の眠気，早朝・夜間高血圧などから存在が疑われるが（→ガイドライン 130 頁，表 7-3），典型的でない場合もある．また，小顎症や下顎の偏移などは一般医家にとり診断は難しい．口を大きく開けて軟口蓋が見えない人は，可能性があるとされる．降圧にはCPAP（持続性陽圧呼吸療法）が有用で，著者の体験例を図 3-5 に示す．

3. 治療抵抗性高血圧に対する薬物療法－MR 拮抗薬－の有用性

　ガイドラインが勧める積極的適応がない場合の降圧薬治療の進め方を図3-7 に示す．STEP3 で ARB または ACE 阻害薬，Ca 拮抗薬，サイアザイド系利尿薬の 3 剤併用でも目標血圧に下がらない場合には，STEP4 に進み他剤の併用を勧めている．著者は 2019 年版に記載されている（→ガイドライン 89 頁，表 5-4）如く，禁忌の病態がない限り MR 拮抗薬，副作用の少なさを考慮しもっぱらエプレレノンを追加してきた（表 3-12）．最近発売されたエサキセレノンは，腎機能障害に対する制限が緩いので，より使用しやすいと考えられる（4 章⑦ MR〔ミネラルコルチコイドレセプター〕拮抗薬の項を参照）．

　表 3-12 の「3. 交感神経抑制薬」の併用については，頻脈傾向の症例に β遮断薬を少量投与している．α_1 遮断薬については，長時間作用型 Ca 拮抗薬，ARB の就寝前投与で調節不良な早朝高血圧にドキサゾシン（カルデナリン®）の就寝前投与をしている．

　表 3-12 の「4. さらなる併用療法」について，私見を述べる．

　a. 中枢性交感神経抑制薬の追加：難治性早朝高血圧症例（症例 21）を参照していただきたい．

＊1　AHI：無呼吸低呼吸指数（apnea-hypopnea index）．無呼吸低呼吸の 1 時間当たりの回数．5 回以上が睡眠呼吸障害とされる．

b. 血管拡張薬の併用：降圧効果があまり期待できず妊婦にヒドララジンを投与する以外は行っていない．

保険適応の問題はあるが，極めて難治性の高血圧にニトログリセリン貼付剤（ミリステープ®）を使用することがある．透析患者の心不全傾向にあるときには，前負荷軽減にもなり有用な場合がある．

c. Ca 拮抗薬の併用：非ジヒドロピリジン拮抗薬は降圧効果が弱いので，降圧だけを目的にしたときには，ニフェジピンとアゼルニジピンまたはアムロジピンの併用といったジヒドロピリジン系の 2 剤を併用している．

d. ARB，ACE 阻害薬，レニン阻害薬の併用：蛋白尿軽減目的に前 2 剤を併用する以外は行っていない．

e. サイアザイド系利尿薬とループ利尿薬の併用：高血圧治療目的ではなく心不全・腎不全の症例に投与し，透析を回避できた症例を数例経験している．

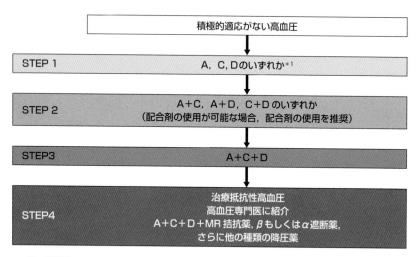

第一選択薬　　A：ARB，ACE 阻害薬　　C：Ca 拮抗薬　　D：サイアザイド系利尿薬

＊1　高齢者では常用量の 1/2 から開始．1〜3 ヵ月間の間隔で増量

図 3-8　積極的適応がない場合の高血圧治療の進め方

(高血圧治療ガイドライン 2019，日本高血圧学会，47 頁，図 5-2)

表 3-12 治療抵抗性高血圧およびコントロール不良高血圧への薬物治療

Ca 拮抗薬，ACE 阻害薬 /ARB，利尿薬の 3 剤で目標血圧に達しない場合

1. 増量，または服薬法変更（1 日 2 回あるいは夜 1 回に）

2. MR 拮抗薬の追加（血清 K に注意）

3. 交感神経抑制薬（αβ遮断薬，β遮断薬，α₁ 遮断薬）の追加

4. さらなる併用療法
   a. 中枢性交感神経抑制薬の追加
   b. 血管拡張薬（ヒドララジンなど）の追加
   c. ジヒドロピリジン系，非ジヒドロピリジン系 Ca 拮抗薬の併用
   d. ARB，ACE 阻害薬，直接的レニン阻害薬のうち，2 種の併用
      （血清 K，腎機能に注意）
   e. サイアザイド系利尿薬，ループ利尿薬の併用

5. 適切な時期に高血圧専門医に相談

(高血圧治療ガイドライン 2019，日本高血圧学会，89 頁，表 5-4)

　ガイドラインでは MR 拮抗薬は，step 4 で使用されるべき薬剤と位置付けられているが，著者は利尿薬の使用が好ましくない場合には，利尿薬の代わりに高 K に注意しつつ Ca 拮抗薬＋ ARB ＋ MR 拮抗薬の組み合わせが試みられていいと考えている．ちなみに現在の著者の内服薬は，エプレレノン 50mg，朝，レザルタス LD（アゼルニジピン 8mg，オルメサルタン 10mg 合剤）就寝前で血圧コントロール良好で K も 4 代である．

【文献】

1) 青木由香里，後藤敏和，尾形千春，他：人間ドック受診者の随時尿から推定した塩分摂取量と血圧値の関係．人間ドック 32：726 - 732，2018.

2) The ONTARGET Investigators, Yusuf S, Teo KK, Pogue J, et al: Telmisartan, Ramipril, or Both in Patients at High Risk for Vascular Events. N Engl J Med 358: 1547-1549, 2008.

3) Parving HH, Brenner BM, McMurray JJ, et al: Cardiorenal end points in a trial of aliskiren for type 2 diabetes. N Engl J Med 367: 2204-13, 2012.

4) Tikkanen I, Nariko K, Zeller C, et al: Empagliflozin reduces blood pressure in

patients with type 2 diabetes and hypertension. Diabetes Care 38: 420-428, 2015.

5)　Briggs GG, Freeman RK, Yaffe SJ: Drugs in Pregnancy and Lactation. 8th ed. Philadelphia. Lippincott Williams & Wilkins, 2008.

6)　Committee on Drugs, American Academy of Pediartics. The transfer of drugs and other chemicals into human milk. Pediatrics 108: 776-789, 2001.

7)　公益社団法人日本産婦人科学会，公益社団法人日本産婦人科医会編：産婦人科診療ガイドラインー産科編 2017，2017.

8)　Chobanian AV, Barkis GL, Black HR, et al: National High Blood Pressure Education Program Coordinating Committee: Seventh report of the Joint National Committee on Prevention, Detection, Evaluation, and Treatment of High Blood Pressure. Hypertension 42: 1206-1252, 2003.

9)　Guideline Committee: 2003 Europe Society of Hypertension-European Society of Cardiology guideline for the management of arterial hypertension. J Hypertens 21: 1011-1053, 2003.

10)　Fried LF, Emanuele N, Zhang JH, et al: Combined angiotensin inhibition for the treatment of diabetic nephropathy. N Engl J Med 369: 1892-903, 2013.

11)　Pedrosa RP, Drager LF, Gonzaga CC, et al: Obstructive sleep apnea: the most common secondary cause of hypertension associated with resistant hypertension. Hypertension 58: 811-7,2011.〔IV b〕

12)　Kario K: Obstructive sleep apnea syndrome and hypertension: ambulatory blood pressure. Hypertens Res 32: 428-32,2009.〔VI〕

13)　Cheng J, Zhang W, Zhang X, et al: Effect of angiotensin-converting enzyme inhibitors and angiotensin II receptor blockers on all-cause mortality, cardiovascular deaths, and cardiovascular events in patients with diabetes mellitus: a meta-analysis. JAMA Intern Med 174: 773-85, 2014.

14)　Verma S, Strauss M: Angiotensin receptor blockers and myocardial infarction. BMJ 329:1248-1249, 2004.

15)　Strauss MH, Hall AS: Do angiotensin receptor blockers increase the risk of myocardial infarction? Angiotensin Receptor Blockers May Increase Risk of Myocardial Infarction.Unraveling the ARB-MI Paradox. Circulation 114: 838-854, 2006.

16)　Tsuyuki RT, McDonald MA: Angiotensin Receptor Blockers Do Not Increase Risk of Myocardial Infarction. Circulation 114: 855-860, 2006.

17)　日本循環器学会：心筋梗塞二次予防に関するガイドライン（2011 年改訂版），2011.

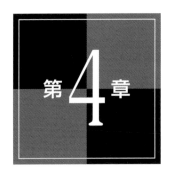

第4章

症例から考える
降圧薬の使い方

1 血圧とは？

　血圧とは，動脈壁にかかる張力（圧力）のことで，〔**心拍出量**〕と〔**末梢血管抵抗**〕のたった **2** つの因子により決定される．いいかえれば，〔血管を流れる血液の量〕と，〔血管の緊張度〕によってのみ決定される（＊1）．

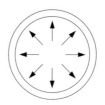

〔心拍出量〕×〔末梢血管抵抗〕
　　　つまり
〔血管を流れる血流量〕×〔血管の緊張度〕

図 1　血圧とは？

動脈壁にかかる張力（圧力）

＊1　詳しくみれば，他の因子としては血液粘稠度があり，エリスロポエチン産生腫瘍，腎不全症例に対するエリスロポエチン製剤投与後の高血圧は，ヘマトクリット値上昇による血液粘稠度の増加が原因とされている（→ガイドライン 195 頁）．

2 降圧薬の作用機序

　降圧薬の作用機序を，著者なりにまとめたものである．前述の如く，**血圧は〔心拍出量〕と〔末梢血管抵抗〕のみにより決定され**，降圧薬の作用もこの2つの因子のどちらか（両者の場合もあるが）にしか効きようがない．すなわち**〔心拍出量の減少〕か〔末梢血管抵抗の低下〕のどちらかの機序**によるものである．そう考えると薬理作用の理解が極めて容易になる．

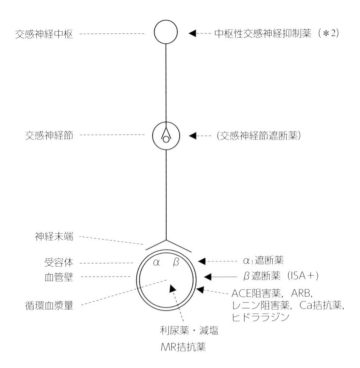

図2　降圧薬の作用点（◀━ 刺激，◀--- 抑制）

＊2　中枢性交感神経抑制薬は，延髄の血管運動中枢の交感神経 α_2 受容体を刺激することにより，末梢性には交感神経緊張を低下させる．

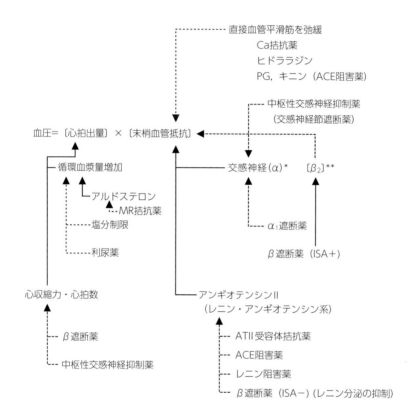

* αレセプター刺激で血管は収縮する.
** β₂レセプター刺激で血管は拡張する. よってβ遮断薬投与により末梢血管抵抗は増加する.
ISA:内因性交感神経刺激作用

図3 降圧薬の作用機序（◄── 刺激, ◄--- 抑制）

β遮断薬でありながら弱い交感神経刺激作用を有する薬剤をISA（＋）のβ遮断薬という. よってISA（＋）のβ遮断薬は, その降圧機序に血管拡張作用を併せ持つ. 心抑制作用はISA（－）のβ遮断薬に比し弱い.

　心臓のβレセプターはβ₁レセプターである.

Ca 拮抗薬（カルシウム拮抗薬）

■ 薬理作用

　細胞膜上の Ca チャネルに結合し，血管平滑筋へのカルシウムの流入を抑制して，血管を弛緩させる薬である．**本来，心臓に対してはどの系統の Ca 拮抗薬も抑制作用（収縮力・伝導性・心拍数）を持っている．**ところが，ジヒドロピリジン系の薬については血管拡張作用が他の作用に比し強く，その結果交感神経系の反射が働き，二次的な交感神経系の賦活化の影響を強くうけ，心臓は刺激されるという特徴がある．これに対し，ジルチアゼム，ベラパミル系の薬剤は，本来の心抑制作用が発現する（両剤が頻脈性不整脈の治療に使用される所以である）（文献 1）．両剤の血管拡張作用は強くなく，降圧薬としてはジヒドロピリジン系の薬剤が理にかなっている．日本では**ジヒドロピリジン系とジルチアゼム**が降圧薬として使用可能である．

■ 薬剤の特徴

A. ジヒドロピリジン系

1) 位置付け

　なんといっても**効果が確実**なことであり，年齢・性別・重症度を問わず，ある程度の降圧効果は確実に期待される．また，糖代謝や脂質代謝にも悪影響を与えず，糖尿病，高脂血症も対象となる．さらに，脳・冠・腎・末梢循環も良好に保たれる．

2) 副作用

　動悸・頻脈といった交感神経系の反射によるものと，顔面紅潮・頭重感といった血管拡張作用によるものが一般的である．比較的頻度の高いものとして，歯肉肥厚・歯槽膿漏の悪化［症例 5］があり，稀なものとしては，ジヒドロピリジン系薬剤による下腿浮腫（0.5 〜 1%）がある［症例 2］（細動脈拡張が顕著であるのに対し細静脈拡張が伴わず毛細血管圧が上昇するためと

される）（文献2）．禁忌としては肥大型閉塞型心筋症（HOCM）**［症例4］** があげられる．

アムロジピン（アムロジン®，ノルバスク®） は，投与後最高血中濃度に達するのが7～8時間と長く，さらに血中半減期が33～39時間と長いために，反射性頻脈などの交感神経系の賦活化による副作用はほとんど生じない．

アゼルニジピン（カルブロック®）は，最高血中濃度到達時間は2.3～3.7時間と短く，また半減期も14～20時間とアムロジピンに比し長くはないが，交感神経系の反射を来さず脈拍は低下する．これは，T型チャネルをブロックする他（後述），この薬剤が脂溶性が高く血中濃度は低下しても組織に留まりレセプターに長くくっついているからではないかと考えられている（文献3，4）．

3）Caチャンネルと薬剤

Caチャンネルには多種類あり，血管平滑筋に存在し血管収縮に関わるL型，交感神経終末に存在し交感神経終末からのノルアドレナリン分泌を促進するN型，洞房結節に存在するT型が臨床的に重要な主なものである．一般のCa拮抗薬はL型チャネルをブロックし血管平滑筋を弛緩させる．シルニジピン（アテレック®）は，N型チャネルブロック作用も併せ持ち，ノルアドレナリンの過剰放出を抑制し心拍数増加や心収縮力増加を来さない，としている．

また，エホニジピン（ランデル®），アゼルニジピン，ニルバジピン（ニバジール®），ベニジピン（コニール®）は，T型チャネルをブロックする作用を有し心拍数増加を来さない，としている．輸出細動脈はノルアドレナリンによって収縮し，またT型チャネルは輸出細動脈にも存在する．従って一般のCa拮抗薬が輸入細動脈しか開かないのに，N型，T型をブロックする薬剤は輸出細動脈も併せて拡張するため糸球体内圧を上昇させず，腎保護作用があるとしている（文献5，6，7，8）．

なお，アムロジピンについても，L型・N型Caチャネルを共に抑制し，輸入・輸出細動脈共に拡張するという報告もある（文献9）．

ベニジピンは，アムロジピン，ニフェジピン，ジルチアゼムに比し冠攣縮

性狭心症の予後を改善させたという報告があり，ジヒドロピリジン系 Ca 拮抗薬の中で第一選択薬として使用される傾向にある（文献 10）.

　Ca 拮抗薬のうちアムロジピンは，頻脈，ほてりなどの副作用も少なく，第一選択薬として最も使用しやすい．一方，降圧作用は投与量にもよるがニフェジピン徐放錠（アダラート CR®）の方が強い．この 2 剤の使用に慣れることが大事である．その上で降圧作用以外の効果を期待して他の薬剤を使用してみるのがいい．著者は Ca 拮抗薬としては，この 2 剤と，降圧効果，交感神経系の反射を生じないこと，および腎保護作用を期待して，アゼルニジピン以外はほとんど使用しない.

4) グレープフルーツジュースの影響

　グレープフルーツジュース（以下 GFJ）が，ジヒドロピリジン 7 薬剤をはじめ Ca 拮抗薬の血中濃度を上昇させ，過度の降圧を引き起こしうることが報告されている（文献 11）．これは，GFJ 中に含まれる成分（フラノクマリン類が候補に上がっている）が，腸管（小腸粘膜細胞）に存在する酵素チトクローム P4503A4（CYP3A4）を不可逆的に不活性化することにより，薬剤の代謝を阻害し，小腸における吸収が増加し血中濃度が上昇することによるとされる．影響は，その薬剤の生物学的利用率（bioavailability）に反比例する．つまり経口摂取した薬剤の血中への移行度が低い薬剤ほど影響が大きいとされる．ジヒドロピリジン系 Ca 拮抗薬においても生物学的利用率がそれぞれ16%，3.9% と低いフェロジピンやニソルジピンでは影響が大きく血中濃度が上昇すると報告されてきた.

　アゼルニジピン（カルブロック®）も，生物学的利用率が低く（犬で24.8%，第一三共株式会社より），GFJ 飲用による影響が大きいとされる.

　最も影響を受ける薬剤は，ニソルジピン（バイミカード®）とされているが，データのない薬剤が多い．GFJ を飲む時間をずらしてもこの影響は受けるとされ（阻害作用は 4 日間持続する，とするものもある），またジュースではなく，グレープフルーツ（以下 GF）そのものも影響があるとされている.

　ジヒドロピリジン系薬剤のうち，**特に影響を受けやすいとされるニソルジピン（バイミカード®），フェロジピン（ムノバール®，当院未採用），アゼ**

ルニジピン（カルブロック®） 内服中の患者には，GFJ は飲まないように指導するべきと考える．

グレープフルーツジュース（GFJ）・グレープフルーツ（GF）がニフェジピンの血中濃度と降圧効果に与える影響について著者が被験者となり検討した結果を図1，2に示す．GFJ は朝食後に 500ml をニフェジピン徐放錠（アダラート CR®）20mg と共に飲用，GF は内服前に1個摂取している．GFJ 飲用日は，内服3時間後の午前11時の血中濃度が，コントロール日に比し2.34倍上昇しており（**図1**），血圧も低下していた（**図2**）．GF は影響を与えなかった．なおアムロジピンについては，影響を受けなかった（文献12）（詳しくは本書改訂3版，症例9を参照）．

当院では，2002年4月以降，入院患者の食事から GF および GFJ を除外した．外来症例に対しても添付文書に従って注意している．グレープフルーツジュースを常飲している場合には，Ca 拮抗薬の投与は飲用中止4日目以降に開始することが望ましい．なおチトクローム P4503A4（CYP3A4）で代謝されるシメチジン，マクロライド系抗生物質，イトラコナゾール［**症例6**］などの他の薬剤も，ジヒドロピリジン系 Ca 拮抗薬の代謝を遅らせ降圧効果を増強させる（＊1）．

また，爪白癬治療薬であるイトラコナゾール（イトリゾール®）は肝チトクローム P450（CYP3A4）と親和性をもち，同酵素で代謝されるアゼルニジピンの血中濃度を上昇させうることから，併用禁忌とされる［**症例6**］．他のジヒドロピリジン系 Ca 拮抗薬やベラパミルとの併用も注意を要する（添付文書より）．

＊1　硝酸薬との併用が禁忌となる勃起不全（ED）治療薬であるシルデナフィル（バイアグラ®）などの PDE5 阻害薬は Ca 拮抗薬との併用では副作用は起こらないとされている（→ガイドライン2004，20頁）．しかし，a_1 遮断薬との併用は，低血圧の出現に注意を要する（p.148 a_1 遮断薬の項参照）．

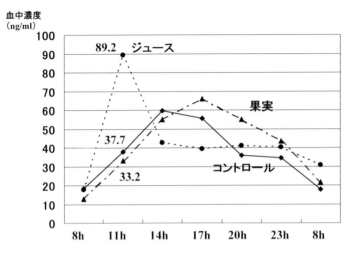

図 1　アダラート CR® 内服中の血中濃度

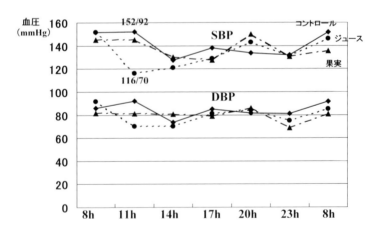

図 2　アダラート CR® 内服中の血圧に対する GFJ・GF の影響

B. ジルチアゼム

1）位置付け

血管拡張（降圧）作用は弱いが，心筋の酸素消費量を低下させることから，労作性狭心症を合併する軽症高血圧はよい適応である．また冠血管攣縮（スパズム）を予防し，交感神経系を賦活化させないことから，血管攣縮性狭心症には第一選択薬となる．徐放製剤（ヘルベッサー R®）を就寝前投与することが多い．

2）副作用

徐脈・房室ブロック・心不全といった心抑制作用がある．特に β 遮断薬との併用時には注意を要する．

■ Ca 拮抗薬と妊娠

従来，Ca 拮抗薬には催奇型性があるとされ，妊娠希望の患者と妊娠初期の患者には使用禁止とされてきた．

著者は，ニフェジピンを内服しながら妊娠し，正常児を 2 回出産した症例を経験している．ニフェジピンについては，平成 23 年に添付文書が改定され，「妊娠 20 週以降の妊婦に投与する場合，治療上の有益性が危険性を上回ると判断する場合にのみ投与する（妊娠中の安全性は確立していない）．」とされ，妊娠 20 週以降の妊婦については投与可能とされた．

産婦人科診療ガイドライン産科編 2017 では，ニフェジピン（妊娠 20 週未満），ニカルジピン（経口錠），アムロジピンについては，「添付文書上いわゆる禁忌の医薬品のうち，妊娠初期に服用・投与された場合臨床的に有意な胎児への影響はないと判断してよい医薬品」と位置付けられている（41 頁，ワンポイントレクチャー参照）

利尿薬に次いで安価なことも Ca 拮抗薬の利点である．

【文献】

1) 平 則夫：Ca 拮抗薬とは. 循環科学 4: 534-538, 1984.

2) 木野恭子, 田村克彦, 出浦照国：浮腫の病因. 医薬ジャーナル 24: 733-740, 1988.

3) Wellington K, Scott LJ: Azelnidipine. Drugs 63: 2613-2621, 2003.

4) Kuramoto K, Ichikawa S, Hirai A, et al: Azelnidipine and Amlodipine: a omparison of their pharmacokinetics and effects on ambulatory blood pressure. Hypertens Res 26: 201-208, 2003.

5) 北村憲司, 山崎 純, 西島博明：Ca 拮抗薬－T 型, L 型, N 型チャネル抑制薬. 心臓 32: 465-472, 2000.

6) 藤井茂雄, 岡崎由紀子, 矢田部順子, 他：ラット水腎症モデルにおける Cilnidipine の糸球体細動脈拡張作用. 薬理と治療 27: 163-168, 1999.

7) 清水光行, 小川和彦, 佐々木英樹, 他：T 型 Ca チャネル抑制作用をもつジヒドロピリジン系 Ca 拮抗薬塩酸エホニジピンの心拍数に与える影響. Ther Res 22: 883-889, 2001.

8) Hayashi K, Homma K, Wakino S, et al: T-type Ca channel blockade as a determinant of kidney protection. Keio J Med 59: 84-95, 2010.

9) Kimura K, Suzuki N, Ohba S, et al: Curr Ther Res 58: 375-380, 1997.

10) Nishigaki K, Inoue Y, Yamanouchi Y, et al: Prognostic effects of calcium channel blockers in patients with vasospastic angina—a meta-analysis. Circ J 74:1943-50, 2010.

11) 澤田康文, 森 千江子, 村上秀康, 他：服薬指導トレーニングのための問答マニュアル－カルシウム拮抗薬とグレープフルーツジュースとの相互作用回避を目指して－. Pharmacy Today 13: 2-10, 2000.

12) Nakagawa K, Goto T, Araki T, et al: Effects of grapefruit on the hypotensive effect and blood levels of dihydropyridine calcium antagonists（amlodipine and nigedipine: A case study. Clin Exp Hypertens 32: 72-75, 2010.

**ジヒドロピリジン系 Ca 拮抗薬 1 剤のみで，
長期にわたり良好な血圧調節が得られた 3 症例**

- **症例 1a（図 A）**：51 歳，女性．本態性高血圧．投薬前 198/102mmHg あった血圧が，ニフェジピン徐放錠（アダラート L®）20mg 2×1 の 1 剤のみの投薬で非常に良く降圧し，しかも 5 年間と長期にわたり良好な血圧調節が得られた．
- **症例 1b（図 B）**：55 歳，女性．投薬前血圧は 162/102mmHg であったが，アダラート CR® 20mg 1 剤のみで，2 年以上にわたり非常に良くコントロールされ，10mg に減量しても同様であった．
- **症例 1c（図 C）**：50 歳代前半，女性．本態性高血圧．正レニン，PRA 0.6ng/mL/時，PAC 55.3pg/mL．10 日来頭痛あり．自己測定で血圧 200/121mmHg として初診．血圧 164/104mmHg，ABPM では dipper なるも早朝高血圧あり．アムロジピン 5mg を朝と就寝前に分割投与し血圧は低下したものの，なお朝は 137 〜 148/93 〜 103mmHg と高値のために，5mg 就寝前投与に変更したところ早朝血圧も 101 〜 130/70 〜 90mmHg と良好にコントロールされた．夜の血圧上昇も認めなかった．

【解説】 特に中年過ぎの女性の場合（低レニン症例が多い），投薬前の血圧値がかなり高値であっても，ジヒドロピリジン系 Ca 拮抗薬 1 剤のみで良好な血圧コントロールが得られることは，よく経験することである．ただし，1 日 1 回投与型の薬剤の場合，途中から下がりすぎることがあり，いったんコントロールがついたあとは減薬の可能性を考えるべきである．

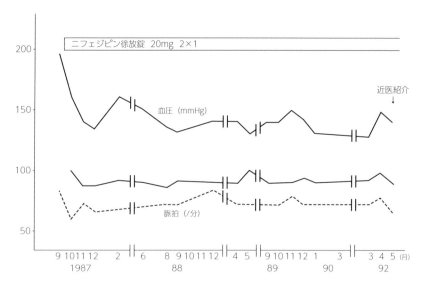

図A 症例1aの経過

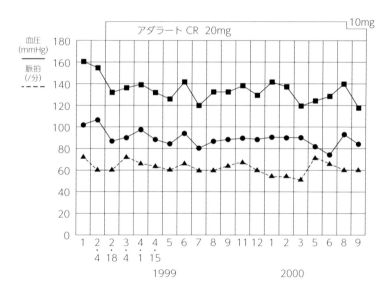

図B 症例1bの経過

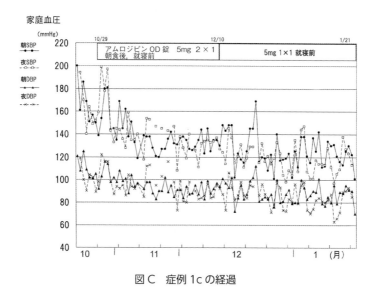

図 C 症例 1c の経過

長時間作用型 Ca 拮抗薬により下腿浮腫が出現した症例

- **患 者**：80 歳，女性，本態性・動揺性高血圧.
- **現病歴**：10 年来高血圧として当院より加療を受けている．血圧が動揺性で，6 年前に入院して二次性高血圧につき精査を受けるも否定されている．精神的に落ち着かない状況にあり，一日中血圧を測定しノートに几帳面に記載し一喜一憂する，桑島が提唱した「血圧不安症」の状態となっている.
- **経 過**（図 A）：200＊年 9 月頃より，血圧の動揺が激しくなり，時に収縮期で 200mmHg を越え，またうつ傾向となった．4 ヵ月後の 1 月入院，血圧は動揺性で 1 月 20 日より，ニフェジピン徐放剤（セパミット R®）に代えニフェジピン徐放錠（アダラート CR®）20mg に変更したところ，血圧は安定化してきた．しかし，1 月 28 日より両側下腿浮腫が出現して

きた．アダラート CR® による副作用の可能性を考え2月5日より中止したところ，浮腫は次第に改善し2月16日には消失した．血圧は再び動揺性が激しくなった．ABPM 上，特に夕方から夜に血圧の上昇を認め，3月16日以降，16時にアダラートカプセル® 5mg を内服するようにしたところ，血圧上昇が抑制されるようになり3月26日退院した．

【解説＆アドバイス】

　Ca 拮抗薬の副作用として浮腫があげられるが，前述の如く細動脈の拡張に比し静脈系の拡張が伴わないために組織浮腫が生じる，と考えられている（☞ p.55）（文献 1）．本例の場合，同じニフェジピン製剤であるセパミット R® では浮腫を来さず，アダラート CR® に変更したところ浮腫を生じた．アダラートカプセル® 投与後も5年5ヵ月後まで浮腫を生じていない．こ

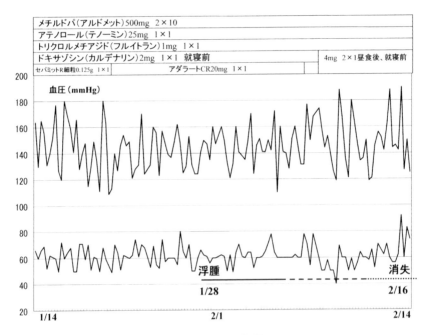

図Ａ　症例2の経過

の違いは作用時間の違いから来ると考えられ，一日中効果を発現するアダラート CR® でのみ浮腫が発現したと推測される．

【文献】

1）木野恭子，田村克彦，出浦照国：浮腫の病因．医薬ジャーナル 24: 733-740, 1988.

症例3　ジルチアゼム（ヘルベッサー®）により Ⅱ度房室ブロックを来した症例

- **患　者**：50歳代後半，女性．本態性高血圧．
- **経　過**（図A）：1986年当時，「ヘルベッサー® の降圧作用は強くはないが，6錠（180mg）投与すれば降圧するので，高血圧症例に使用してくれるように」と製薬会社のMRの説明があった．本例は，近医よりジルチアゼム6錠を投与されていたが降圧不良であり，利尿薬を併用した．外来受診時に脈の欠滞を認め，心電図モニターにてⅡ度房室ブロック（ウェンケバッハ型）と診断された（図B）．ジルチアゼムを中止し，ニフェジピン徐放錠（アダラートL®）20mg 2×1を投与したところ，房室ブロックは消失したが動悸が出現して継続投与できず，結局内因性交感神経刺激作用を有するβ遮断薬，ピンドロール（ブロクリンL®）5mgと利尿薬の併用でコントロールが得られた．

【解説】降圧のみを目標としてジルチアゼム1剤のみに頼った結果，副作用を生じた症例である．ジルチアゼムは降圧作用からみるとCa拮抗薬の中では，第一選択薬とはならないが，狭心症を合併する軽症高血圧症例には良い適応となる．

ジヒドロピリジン系Ca拮抗薬とβ遮断薬の併用は前者の反射性交感神経興奮を後者が打ち消す作用があり，好ましい併用法である．しかし，ジルチアゼムとβ遮断薬の併用は両者共に心抑制を持つ薬剤であり，肥大型閉塞

型心筋症のような特殊な病態を除いては，好ましい併用法とはいえない．

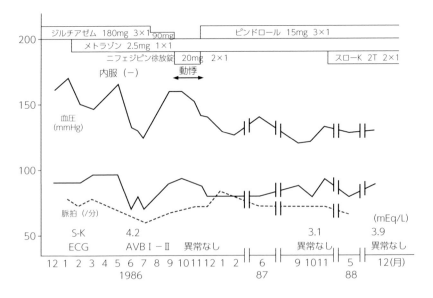

図A　症例3の経過

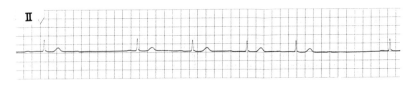

図B　ウェンケバッハ型2度房室ブロック

症例
4
血管拡張薬（硝酸薬・ジヒドロピリジン系 Ca 拮抗薬）が，経過に悪影響を与えてきたと考えられる肥大型閉塞型心筋症（HOCM）例

- ●**患　者**：70 歳代後半，女性．肥大型閉塞型心筋症，高血圧．
- ●**主　訴**：息切れ，心雑音精査．
- ●**現病歴**：4 年前より高血圧を指摘され，近医にて硝酸イソソルビド（ニトロール R ®）40mg とベニジピン（コニール®）4mg の投与を開始された．半年前より息切れが出現し，また心雑音も指摘されたために，200＊年 7 月当科を紹介受診した．
- ●**身体所見**：血圧は 146/82mmHg，脈拍は 78 回 / 分，左第 3 肋間に最強点を有する LevineⅢ度の収縮期駆出性雑音を聴取した（頸部に放散せず）．
- ●**検査所見**：生化学的検査にては，BNP 269pg/mL と上昇している他は，異常を認めず．胸部 X 線写真上は，心胸郭比が 56.5％とやや拡大していた．（図 A）心電図の経過では 6 年前にはごくわずかな ST 低下を認めるのみであるが，2 年前には左室高電位が明瞭となり，ST 低下が進み T 波が平低化している．さらに 1 年前から本年にかけて ST 低下が進み T 波の陰転化が出現している（図 B）．心臓超音波検査にては，左室心筋の肥厚と非対称性中隔肥厚（ASH）と僧帽弁前尖の収縮期前方運動（SAM）を認め，左室流出路の圧較差は 123mmHg であった（図 C）．以上の所見より肥大型閉塞型心筋症（HOCM）と診断した．
- ●**経　過**：イソソルビド，ベニジピンを中止し，ジルチアゼム（ヘルベッサー®）90mg に変更したところ，3 週後の 8 月 20 日には血圧が 200/90mmHg に上昇し入院加療とした．入院後アテノロール 25mg とカンデサルタン 8mg を追加したところ血圧は 130 〜 140/80mmHg 程度に低下し，圧較差も 44mmHg に低下した．しかし 10 日後には圧較差は 60mmHg に上昇し，ジソピラミド（リスモダン®）150mg を追加し退院とした．
　9 月 27 日には血圧 187/76mmHg，圧較差は 34.3mmHg，家庭血圧

でも特に早朝に血圧が高かったために，さらなる降圧を期待しグアンファ
シン（エスタリック®）0.5mg を就寝前に追加投与し，ジソピラミドを
300mg に増量した．10 月 21 日にも血圧 190/80mmHg，圧較差
38.1mmHg であったために，アムロジピン（アムロジン®）を 5mg 追
加投与した．11 月 18 日には血圧は 142/62mmHg と低下したが，圧較
差は 112.8mmHg に上昇していた．アムロジピンを中止しグアンファシ
ンを 1mg に増量したところ，12 月 16 日には血圧 146/90mmHg，圧較
差 16.5mmHg に低下した．便秘が生じたが下剤（マグラックス®）を併
用し改善している．

　その後も外来血圧が 150 ～ 167/75 ～ 77mmHg，家庭血圧は朝のみ
164 ～ 180/69 ～ 81mmHg と高かったので，3 月 10 日よりアゼルニジ
ピン（カルブロック®）を 8mg 就寝前投与したところ，3 日目には脈拍
が 39 ～ 40 回 / 分に低下，血圧も 105/58mmHg に低下し内服を自ら中
止した．

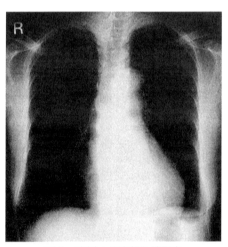

図 A　症例 4 の胸部 X 線写真

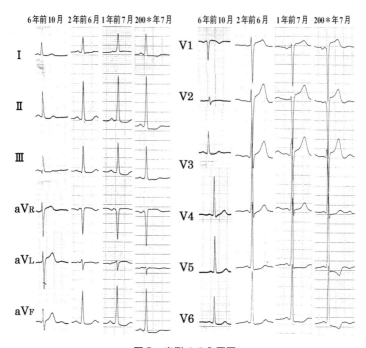

図 B 症例 4 の心電図

非対称性中隔肥厚
収縮期の僧帽弁前方運動

左室流出路の狭窄
PG peak 123mmHg

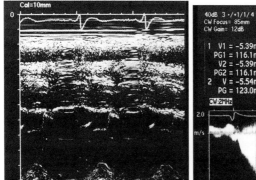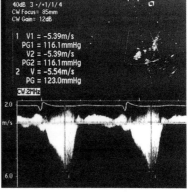

図 C 症例 4 のエコー図

【解説＆アドバイス】

　肥大型心筋症および閉塞性肥大型心筋症（HOCM）は，循環器を専門とする医師にとってはそう稀な疾患ではない．心音上，大動脈弁狭窄症を思わせる低調性駆出性雑音を聴取し，しかも頸部に放散しなければ本疾患を疑う．HOCM にジヒドロピリジン系 Ca 拮抗薬のような血管拡張薬を投与すると，後負荷の低下と交感神経系の賦活化により亜硝酸アミル吸入時と同様に左室肥厚心筋の過収縮を来して圧較差を増強する可能性があり，禁忌とされる．ガイドラインにはジヒドロピリジン系薬剤の HOCM 例に対する注意は記載されていないが，著者は強調するべきと考える．合同研究班による薬物療法についてのガイドラインは，閉塞性肥大型心筋症について以下の薬剤をあげている（肥大型心筋症の診療に関するガイドライン，2012 年改訂版）．

　クラス I（通常適応とされ，常に容認される）
　　β遮断薬，ベラパミル，ジルチアゼム．
　クラス II（容認されるが有用性はまだ不確実であり異論もあり得る）
　　ジソピラミド，シベンゾリン（シベノール®）．
　クラス III（一般には適応とならない，あるいは禁忌である）
　　左室流出路に高度な狭窄を有する患者におけるジヒドロピリジン系
　　Ca 拮抗薬，陽性変力作用を有する薬剤．

　硝酸薬は交感神経系の反射をきたす可能性があり，利尿薬も循環血漿量低下により圧較差を増強するとされ，クラス III に準じて考える必要がある（文献 1）．

　本例の場合，4 年間にわたり使用されてきた硝酸薬・ジヒドロピリジン系 Ca 拮抗薬が交感神経系を賦活化し，血行動態に悪影響を与えてきた可能性がある．また，ジルチアゼムのみでは降圧効果は不十分でアテノロールに加えカンデサルタンも投与したが，カンデサルタンは血圧は低下させても，圧較差は増大させた可能性がある．

　アムロジピンは，他のジヒドロピリジン系 Ca 拮抗薬と異なり交感神経系の反射を来しにくいことと，降圧作用を期待して使用した．確かに血圧は著明に低下したものの，圧較差も著しく増大した．

経過

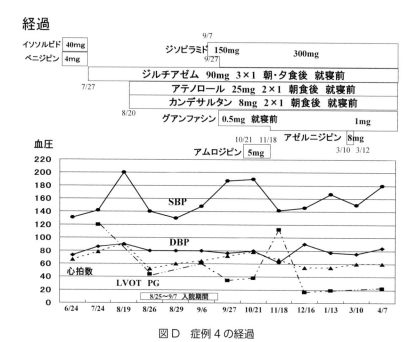

図D　症例4の経過

　アゼルニジピンについては報告例が無く，アムロジピン投与時と同様な作用を期待し使用したが，徐脈を来し中止した．本例では既に β 遮断薬，ジルチアゼムを投与していたので相互作用として徐脈を助長させた可能性があり，単独での使用の可能性は残ると思われる（**図D**）．

　本例は，外科治療・ペースメーカー植え込み術・中隔枝塞栓術（PTSMA）などの治療も適応になる可能性があるが，高齢で心臓カテーテル検査は希望せず，息切れなどの症状も著明に改善していることから，外来にて薬物療法を続けていたが，朝，台所で突然死している．

〔なお本例は，2005年2月26日，第139回日本循環器学会東北地方会において，当院外科研修医，中川隆行医師が発表した〕

【文献】

1）循環器病の診断と治療に関するガイドライン（2011年度合同研究班報告）〕：肥大型心筋症の診断に関するガイドライン（2012年改訂版）．p.32.

症例 5　ジヒドロピリジン系 Ca 拮抗薬により歯肉肥厚を生じた症例

- ● **患　者**：50 歳代前半，女性.
- ● **経　過**：本態性高血圧として 200＊年 9 月より治療を開始し，アダラートCR® 20mg を含む多剤併用療法で良好な血圧調節が得られていたが，治療開始より 18 ヵ月後の 200＊年 3 月，歯科医院より「難治性の歯周病と歯肉増殖があり，10 ヵ月治療しても改善しないが，薬剤のためではないか」と問い合わせあり（図 A）．アダラートCR® による副作用と診断し，同剤をディオバン® に変更した.

【解説】 ほとんどの **Ca 拮抗薬は，連投により歯槽膿漏（歯周病）の増悪に関与する** と報告されている. 特にジヒドロピリジン系薬剤は高い頻度で歯肉増殖を誘発し（ニフェジピンで 10.9％），歯槽膿漏を増悪させるとする報告がある. 歯肉増殖は最短で 1 ヵ月後より認められ，通常は 6 ヵ月から 2 年で観察されるという. Ca 拮抗薬投与中の症例に難治性の歯周病を認めたならば，すぐに歯科医にコンサルトするべきである. また患者は歯周病を薬の副作用とは考えず，自らは言わないのが通常なので，医師の側から時々問う必要があろう. なお，Ca 拮抗薬による歯肉増殖は軽度のうちは薬剤中止と丁

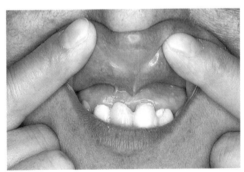

図 A　症例 5 にみられた歯肉肥厚（巻頭カラー参照）

寧なブラッシングにより改善するが，歯肉切除を要する例もあり，早期発見
が重要である．

【文献】

1）田尻元宏，黒川英雄，中村貴司，他：Ca 拮抗薬によると思われる歯肉増殖症の3
　例．九州歯会誌　47: 671-676, 1993.
2）岩倉政城，今井　潤：Q42　Ca 拮抗薬と歯槽膿漏の関係について教えてください．
　高血圧診療 Q&A（藤田敏郎編），p.102-103，日本医学出版 , 1999.

症例
6

イトラコナゾール（イトリゾール®）内服により，
アゼルニジピンの血中濃度が上昇し血圧低下を来した症例

- **患　者**：53歳，男性．本態性高血圧．
- **経　過**：カンデサルタン8mg，アテノロール25mg，トリクロルメチアジド1mg，アゼルニジピン（カルブロック®）16mg（就寝前）内服中．爪白癬のためイトリゾール® 400mg，2×1の内服が必要になった．イトリゾール®内服前，内服後2週間目に，血圧日内変動（自動電子血圧計による）とアゼルニジピンの血中濃度を測定した．血圧は内服前に比し，イトリゾール内服後は一日を通し低下していた（図A）．脈拍もイトリゾール内服後1日を通し低下していた（図B）．血中濃度はイトリゾール内服後著明に上昇（ピーク値7時, 前35.9, 後133.6ng/mL）していた（図C）．

【解説】著者自身である．右第1趾の爪白癬に罹患した．肝機能に注意しつつ，17ヵ月にわたりイトリゾール®を間欠法で内服し（パルス療法）完治させた．イトリゾール®は肝チトクローム P450（CYP3A4）と親和性を有し，CYP3A4で代謝される薬剤の代謝を阻害し血中濃度を上昇させる可能性がある．**同剤とアゼルニジピン・エプレレノン（セララ®）は併用禁忌**とされ，ジヒドロピリジン系の Ca 拮抗薬も併用注意とされている．添付文書によれ

ば，健康成人 8 名にカルブロック® 8mg とイトラコナゾール 50mg を併用投与したところ，アゼルニジピン血漿中濃度は単独投与に比し Cmax で 1.6（0.8〜3.1）倍，AUC は 2.8（1.7〜5.4）倍に上昇した（第一三共株式会社資料より）．

実際の臨床上の投与法でどのくらいの血中濃度の上昇を認めるか，検討した初めての例であるが，血中濃度は 3 倍以上に上昇し血圧も低下した．脈拍数も減少したが，これは Ca 拮抗薬としてのアゼルニジピンの本来の作用が増強されたためと考えられる．この結果を踏まえ，間欠的にイトリゾール®内服を要した 17 ヵ月間は，カルブロック® の代わりにアムロジピンを内服した．イトラコナゾールとの併用禁忌は降圧薬に限らず多々指摘されているので，添付文書を見られたい．

薬剤の併用による副作用を防止するために，患者さんには「おくすり手帳」を作り，医療機関を受診時には提示するように習慣づけるように指導する必要がある．

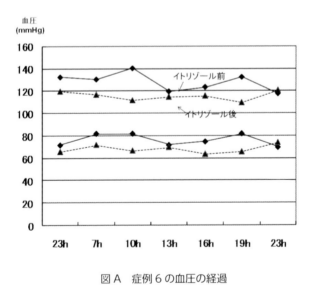

図A　症例 6 の血圧の経過

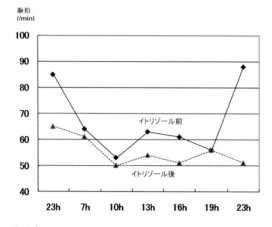

図B　症例6の脈拍の経過

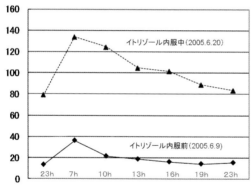

図C　症例6のアゼルニジピン
　　　血中濃度の経過

ワンポイントレクチャー　高血圧緊急症の治療について

　ガイドラインでは，高血圧緊急症の治療としてアダラートカプセル®の舌下投与や内容物の投与は，過度の降圧を来しうるので勧められないとしている．医師によっては，内容物を吸引し（ピンク針でないとうまく吸引できない）水に溶解し指示量を投与する方法をとり，著者にも経験がある．

　ガイドラインでは注射薬の点滴静注を勧めているが（→ガイドライン170頁，表12-3），点滴静注が行えない場合など状況によっては内容物溶解液一定量内服法は施行しても良いのでは，と考えている．

2　アンジオテンシンⅡ受容体拮抗薬（ARB）

■ 薬理作用

　アンジオテンシンⅡ（ATII）は，変換酵素を介する系だけではなく，キマーゼを介する系など他の系も介して産生される．ATII 受容体拮抗薬（ARB）は，レセプターレベルで ATII の作用をブロックする．現在，ロサルタン（ニューロタン®）・カンデサルタン（ブロプレス®）・バルサルタン（ディオバン®）・テルミサルタン（ミカルディス®）・オルメサルタン（オルメテック®）・イルベサルタン（イルベタン®・アバプロ®），アジルサルタン（アジルバ®）の 7 薬剤が使用可能である（**表 1**）.

　ATII 受容体には，1 型（AT1）と 2 型（AT2）の 2 つの受容体が存在する．AT1 は，これまでに知られている ATII の作用，血管収縮・アルドステロン分泌・心肥大・細胞増殖・カテコラミン分泌に関わっている．一方，AT2 受容体は，AT1 に拮抗し，細胞増殖抑制・血管拡張・細胞線維化抑制を有する．ARB は，AT1 受容体を選択的に遮断し，降圧効果を発現する．AT1 が遮断された結果，血中 ATII 濃度は上昇し，AT2 受容体に作用して降圧効果を増大すると考えられる．

■ 位置付け

　ARB は両側性腎動脈狭窄症例・妊婦を除けば特に禁忌となる病態はなく，また副作用もめまいなど降圧に伴うものがほとんどで，著者は中高年を除いては第一選択薬としている（＊1）．また，ACE 阻害薬に比し降圧効果が確実で，どんな症例にもある程度の降圧効果が期待できる．第 3 章で述べたよ

＊1　中高年以上の特に女性では，Ca 拮抗薬 1 剤のみで良好な血圧調節が長期に得られることも多く，著者はそのような症例ではあえて ARB に変更したり追加したりはしていない.

表 1　各種 ARB の薬理作用の比較

	ロサルタン	カンデサルタン	バルサルタン	テルミサルタン	オルメサルタン	イルベサルタン	アジルサルタン
投与量(mg)	50〜100	4〜16	40〜160	20〜80	10〜40	50〜200	20〜40
半減期(h)	4	9	6	24	11	15.2	13.2
活性型への変換	あり	あり	なし	なし	あり	なし	なし
蛋白結合率(%)	98.7	99.5	95	99.6	99	97	99.5
T/P比(%)	60	≧80	66	92	78	77	95
排泄　肝(%)	65	67	86	100	77	約54	52.6
腎(%)	35	33	13	≦0.02	13	約20	29.3
食事の影響	わずか	なし	40〜50%吸収低下	Cmax低下	なし	なし	わずか
AT₁-R選択性	1,000倍	10,000倍	24,000倍30,000倍	27,000倍	20,000倍	>8,500倍	39,000倍
AT₁受容体解離半減期1/2	57分活性型70分	106分	50分	247分	未実測	未実測	未実測

各種添付文書（臨床医薬 20：33-60, 2004)

うに心臓・腎臓をはじめとして臓器障害の改善効果が証明され適応となる疾患も多い.

■各 ARB の特徴

　各薬剤の添付文書から特徴をまとめて**表 1** に示す．降圧効果の比較は投与量にも左右されるが，常用量を用いた降圧効果では，降圧効果は初期に発売されたロサルタン，ディオバン®，カンデサルタンでやや弱く，後から発売されたオルメサルタン，イルベサルタン，アジルサルタンで強い（＊2)．いずれの薬剤でも副作用は極めて少ない（無い，と言っては言い過ぎかもしれないが）（＊3)．ロサルタン，イルベサルタンには特有の作用として，尿酸トランスポーターである URAT1 を阻害し，腎からの尿酸排泄を促進し血

＊2　降圧効果を考えるときに重要なのは，"常用量同志の比較である" ということである．最初に出る薬剤は，副作用が恐いので常用量を低めに設定し，後から出る薬剤は先発の薬剤より降圧効果が弱ければ存在価値がないので常用量を高めに設定する．最初に出された薬剤の最大投与量が途中から引き上げられるのは，このためである（例：バルサルタン，カンデサルタン)．

＊3　最近，ARB による低血糖の副作用が報告されたが，頻度は極めて少ない．

中尿酸値を低下させる作用がある（文献 1, 2）．テルミサルタンにも URAT1 阻害作用があるが，尿中に排泄されないために臨床的には尿酸排泄促進作用は認められない．ARB はレニンアンジオテンシンが亢進している場合を除き緩徐に降圧していくのが特徴で，著者の経験では投与後 8 週までは降圧効果が増加していく症例がある．

■ 副作用

ACE 阻害薬と同様に，副作用として高カリウム血症・腎機能低下を来す可能性がある．胎児に腎機能低下等の異常を来す可能性があり妊娠中は投与不可である（＊4）．利点としては，ACE 阻害薬同様に，心・腎などの臓器保護作用が期待されることと，ACE 阻害薬に認められる咳嗽がほとんど出現しないことである．現時点ではもっとも副作用の少ない降圧薬とされる．

■ ARB の使い分け

表 1 を覚える必要はない．薬理作用に根本的な違いはなく，どの薬剤でも良いからまずは 1 剤か 2 剤に使い慣れることが大事である．以下に著者なりの使い分けを記す．

(1) **ロサルタン**ははじめに発売された薬剤で，後発の他の薬剤に比べ降圧効果が弱いとされるが，投与量にもよる．尿酸排泄促進作用という特有の作用を有する（文献1）．また薬剤の降圧効果は強ければ良い，というものではない．著者は急性心筋梗塞症例などで血圧があまり高くない症例で左心室リモデリング（＊5）抑制のために少量（12.5 〜 25mg）投与してきた（＊6）．

＊4　胎児毒性が表れるのは，妊娠第 2 三半期以降である（41 頁，ワンポイントレクチャー参照）．

＊5　心筋梗塞後，梗塞部位は伸展菲薄化するが，健常部の心筋も肥大し，次第に心室は拡大しやがて心不全に陥る．心筋の肥大・心拡大をリモデリングと呼び，局所の ATII が関与しているとされる．

＊6　急性心筋梗塞例では，咳嗽による血圧上昇での心破裂の誘発を懸念し，重症例では ACE 阻害薬の使用を控えている．

また症例によってはロサルタン 12.5mg でちょうど良い降圧が得られるということもある.

（2）**カンデサルタン**には心不全の適応症がある.

（3）**バルサルタン**は臓器障害，予後改善に関する報告が多くエビデンスが豊富とされてきたが，本邦で行われた大規模スタディでデータの改ざんが行われた可能性が指摘され，怪しくなってきている．しかし使いやすいという開業医が多い．これは降圧効果が強くないため，過度の降圧による副作用が少ないためと考えている．初めに投与する ARB としては，ニューロタン®，ミカルディス® と共に良い選択かもしれない.

（4）**テルミサルタン**は完全肝代謝で，著者は腎機能障害症例・透析症例で第一選択の ARB として位置づけている.

（5）**オルメサルタン**は著者の経験では，ニューロタン®・ブロプレス®・ディオバン® との常用量同士の比較では降圧効果が最も強い．強力な降圧効果を期待するときに使用している.

（6）**イルベサルタン**は特に腎保護作用に関するエビデンスが豊富でオルメサルタンに準じた薬剤と捉えている（文献 3）.

（7）最後に発売された**アジルサルタン**は，降圧効果が強力であることを売りにしている．血管壁に移行しやすく長くとどまるためとしている（文献 4, 5）.

■ 投与上の注意

ACE 阻害薬と同様に，ARB を投与する前には腎血管性高血圧の可能性に注意する必要があり，投与後も過大に降圧するような場合には疑う必要がある．妊娠第 2 三半期以降の妊婦には禁忌である（41 頁，ワンポイントレクチャー参照）.

重要なことは，どの薬剤の添付文書にも記載してあるように，過度の降圧を防ぐために初めは常用量の半分から投与することである．高齢者には 4 分の 1 量から投与することをお勧めする.

ARB の欠点は薬価が極めて高いことであるが，後発品に期待したい.

【文献】

1) 成富博章, 藤田敏郎, 伊藤貞嘉, 他：日本人高血圧患者を対象とした前向き観察研究によって示されたニューロタン®長期投与の有効性と安全性. The Japan Hypertension Evaluation with Angiotensin Ⅱ Antagonist Losartan Therapy（J-HEALTH 試験）. Hypertens Res 31: 295-304, 2008.
2) 宮崎　聡, 水田栄之助, 太田原顕, 他：降圧不十分な高血圧患者におけるイルベサルタン投与後の尿酸代謝に及ぼす影響. 血圧 20：83-87, 2013.
3) Croom KF, Plosker GL: Irbesartan: a review of its use in hypertension and diabetic nephropathy. Drugs 68: 1543-1569, 2008.
4) 田中新一郎, 皆川太郎, 湊口信也：日本人労働者男性のカンデサルタン 8mg からアジルサルタン 20mg への切替えにおける降圧効果の検討. Ther Res 34: 781-786, 2013.
5) Takai S, Jin D, Sakonjo H, et al: Significance of the vascular concentration of angiotensin Ⅱ-receptor blockers on the mechanism of lowering blood pressure in spontaneously hypertensive rats. J Pharmacol Sci 123: 371-9, 2013.

1 ┃ ロサルタン（ニューロタン®）

症例 7
オルメサルタン（オルメテック®）からロサルタン（ニューロタン®）に変更し, 尿酸は低下したものの血圧が上昇してきた症例

- ●患　者：30 歳代前半, 男性. 本態性高血圧（正レニン, PRA 1.2ng/mL/時, PAC 88.1pg/mL）.
- ●合併症：高尿酸血症, 脂肪肝, BMI 24.5
- ●嗜　好：飲酒, 週に 5 回（水割り 2 杯）, 喫煙せず.
- ●経　過（図 A）：20 歳代中頃（7 年前）より高血圧を指摘されるも放置. 2007 年 6 月から降圧薬の投与を開始, 投薬直前尿酸値 7.5mg/dL, その後も 7.3 ～ 7.9mg/dL で経過. 血圧はオルメテック®20mg の投与で降圧してきていたが, 尿酸が 8.0mg/dL と高値を示したためニューロタン®50mg に変更した. 尿酸値は 8 週後に 5.8 まで低下し, その後も尿

酸値は 6.3 〜 7.1 を保っている. しかし血圧は上昇してきている.

【解説】 現在日本では, 7 種類のアンジオテンシン II 受容体拮抗薬（ARB）が使用可能であるが, 明らかに尿酸低下作用が認められるのは, ロサルタンとイルベサルタンのみである. 本例もオルメサルタンからの変更で尿酸は低下した. 他方, 夏期に移行して行くにも関わらず（＊1）, 血圧は上昇した.

ニューロタン® はもっとも早く発売され, その後の ARB の比較対象薬とされ, 後発品に比較して降圧効果は弱いとされる. 著者の経験では常用量同士の比較では ARB の中ではオルメテック®, アジルバ® の降圧効果が強い（イルベサルタンは使用経験無し）. しかし**尿酸値が高めな症例では, ARBの選択においてはニューロタン® を第一選択薬**とすることをお勧めしたい.

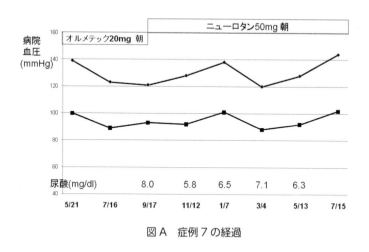

図A 症例7の経過

＊1 一般に血圧は寒い冬には上昇し, 暑い夏には下降する. 自験の1例では, 2月と8月では特に朝の血圧が収縮期で 30mmHg ほど差を認めている（「症例から考える高血圧の診かた」p.6, 金芳堂, 2012）.

2 │ カンデサルタン（ブロプレス®）

症例 **8**

ARB 単剤で良好に降圧した症例

- **患　者**：30 歳代後半，女性．正レニン本態性高血圧．
- **経　過**（図 A）：188/110mmHg であった血圧がカンデサルタン（ブロプレス®）投与後降圧し，9 週後には 140/80mmHg まで降圧した．2 週後，4 週後，9 週後と血圧は段階的に低下している．

【解説】一般には ARB の最大降圧効果発現までは 4 週程度を要するとされている．しかし，本例のように**最大降圧効果発現までに 8 週程度要する症例をしばしば経験する**．投与後 2 ～ 4 週で降圧効果が十分でないからといって安易に増量や他剤を追加しないほうがよい．また切れ味が悪い印象のある ACE 阻害薬と異なり，症例によっては（とくにレニン－アンジオテンシン系の亢進している若年男性例）少量で著効を示す例があり，はじめは少量か

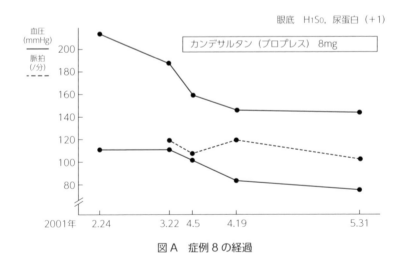

図 A　症例 8 の経過

ら投与するべきである.

症例9 多剤併用に ARB を追加し，著明な降圧を認めた悪性高血圧症例

- ●患　者：35歳，男性．悪性高血圧．
- ●経　過（図A）：多剤を併用しても血圧は 150/110mmHg 程度と降圧不良であったが，採用になったばかりのカンデサルタン（ブロプレス®）8mg を加えたところ，98/82mmHg と著明に降圧した．それまでに内服していた薬剤の中で最も副作用の強いと思われるクロニジンを中止しても，140/100mmHg 程度にコントロールされた．

【解説】若年男性にクロニジンを使用してもっとも困る副作用はインポテンツであるが，ARB を追加投与することにより，中止可能となった．本例で

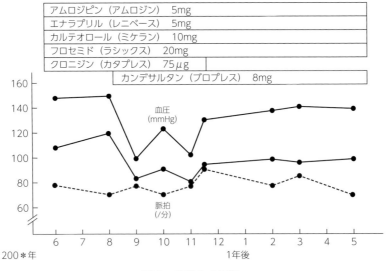

図A　症例9の経過

は，アムロジピン・エナラプリル・フロセミドがレニン−アンジオテンシン系を賦活化させていたと考えられ，ARB が著効を呈したと推測される．

ARB 投与により，蛋白尿が著明に減少した 糖尿病性腎症例

- **患　者**：80 歳，女性．糖尿病・高血圧・関節リウマチ・気管支喘息を合併．
- **経　過**（図 A）：ベニジピン（コニール®）とドキサゾシン（カルデナリン®）の併用で，血圧は 160/40 〜 70mmHg 程度で 2 〜 3g/ 日の蛋白尿をみとめた．カンデサルタン（ブロプレス®）投与後は血圧値は変わりないものの，蛋白尿は 1.4 〜 1.9g/ 日に減少した．腎機能の悪化は認めなかった．

【解説】 ARB は ACE 阻害薬と同様に，糸球体の輸出細動脈を拡張し糸球体の過剰濾過を減少させ，蛋白尿を改善する．とくに糖尿病性腎症ではアルブ

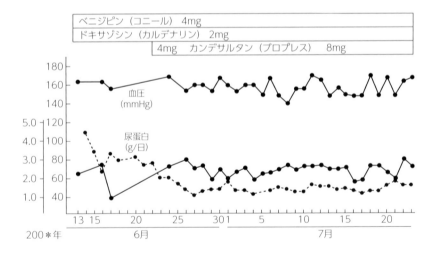

図 A　症例 10 の経過

ミン尿の認められるごく初期から ACE 阻害薬や ARB を使用することが予後を改善するとされている．ただし一方では，糸球体濾過量を低下し腎機能を悪化する可能性もあり，蛋白尿は減少しても腎機能が悪化する可能性もあるので注意を要する．

〔本例の提示にあたっては，元当院内科，現松本内科クリニック院長 松本光生先生の御協力を頂いた〕

ARB・Ca 拮抗薬の併用にサイアザイド系利尿薬を加えて 良好な血圧調節が得られた症例

- **患 者**：50 歳代前半，女性．低レニン本態性高血圧．
- **現病歴**：200＊年11月14日，高血圧精査目的に初診，血圧190/120mmHg，ABPM上は non-dipper（覚醒中161.6/95.5，睡眠中152.8/86.5mmHg）であった．
- **経 過**（図A）：投薬前の病院血圧は 160～190/80～120mmHg，カンデサルタン（ブロプレス®）8mg の投与を開始し，158/105mmHg に降圧した．ニフェジピン徐放錠（アダラート CR®）を 10mg 追加投与したところ6週後には 128/92mmHg に低下した．ブロプレス® を 4mg に減量したところ長期にわたり 136～153/91～103mmHg 程度の降圧が得られた．

  家庭血圧では，朝が 144～160/81～97mmHg と高く，2003 年8月よりブロプレス® を再び 8mg に増量し，トリクロルメチアジド（フルイトラン®）1mg を追加した．10 月 23 日風邪気味であったが，ブロプレス® 内服後 "ふらっとする" という症状が出現し（自己測定の血圧値で最低で 109/66mmHg，ただし 122/82mmHg のときも症状あり），自ら 4mg に減量した．その後病院血圧は，122～132/93～97mmHg に低下し，家庭血圧も 114～138/75～82mmHg とコントロールされ，近医に紹介した．

【解説＆アドバイス】

　本例では，ARB と Ca 拮抗薬を併用し降圧が得られたが，目標血圧値まで
は低下しなかった．サイアザイドを加え ARB を増量したが，ARB 内服後め
まい（患者の申告によれば）をきたすようになった．血圧値との因果関係は
必ずしも明らかでなかった．VALUE 試験でも，バルサルタン投与群でめま
いが 16.5％（著者の日常臨床からすれば異様に大きい数字であるが）に生じ
た（アムロジピン群は 14.3％：有意差あり）としているが，著者は血圧値と
関係なくめまいが生じうる可能性を考えている（文献 1）．

　ガイドラインでは，**Ca 拮抗薬と ACE 阻害薬または ARB の併用（STEP2）**
で降圧不十分の場合，利尿薬を追加することが勧められている（→ガイドラ
イン 78 頁，図 5-2 **STEP3**．本書 48 頁，図 3-8）．本例ではどちらかというと
ARB よりも Ca 拮抗薬がより効果を示した印象があるが，**低レニン性本態性
高血圧の場合には Ca 拮抗薬と利尿薬が効きやすい**．

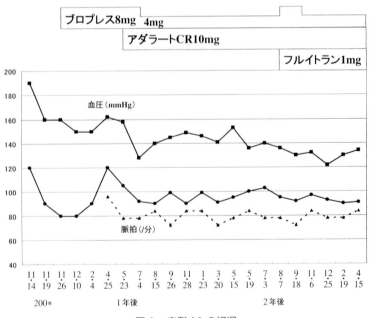

図 A　症例 11 の経過

【文献】

1) Julius S, Kjeldsen SE, Weber M, et al: Outcomes in hypertensive patients at high cardiovascular risk treated with regimens based on valsartan or amlodipine: the VALUE randomized trial. Lancet 363: 2022-2031, 2004.

3 バルサルタン（ディオバン®）

 症例 12 ARB 単剤で長期にわたり良好な降圧が得られた症例

- **患　者**：40歳代後半，女性．正レニン性本態性高血圧．高コレステロール血症を合併．
- **臓器障害**：眼底 H1S0．
- **現病歴**：健康診断で高血圧（188/100mmHg）を指摘され，200＊年5月2日初診．血圧180/100mmHg，自己測定すると時に206/115mmHgに上昇し頭痛を伴った．5月16日の投薬直前の血圧は，152/110mmHgであった．
- **経　過**：バルサルタン（ディオバン®）80mg の投与を開始したところ，2週後には，134/89mmHg に低下し，以後30ヵ月にわたり良好な血圧コントロールが得られ（一時40mg に減量），近医に紹介した（図A）．

【解説＆アドバイス】

　女性の正レニン本態性高血圧であるが，ARB 単剤で長期にわたり良好な血圧調節が得られ，副作用も認めなかった．ジヒドロピリジン系 Ca 拮抗薬も効果が確実で，中高年の高血圧では単剤で良くコントロールされるが，ARB に比し動悸・顔面紅潮・頭痛などの副作用のために中止せざるを得ない症例を少なからず認める．ARB は副作用が生じて中止したという経験はほとんどない．**耐薬性が良いことが ARB の最大の利点**であり，その点からは，

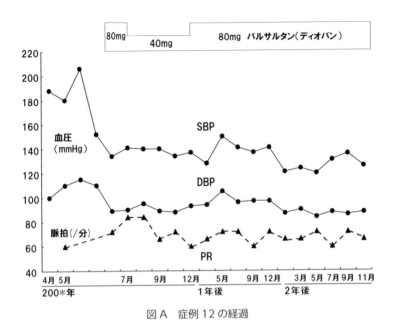

図A　症例12の経過

"夢の薬"と言える.

Ca拮抗薬とARBの併用で良好な血圧調節が得られた症例

- **患　者**：50歳代後半，男性．本態性高血圧.
- **合併症**：糖尿病（ヘモグロビンA1c 7.3%），心室性期外収縮.
- **臓器障害**：尿蛋白.
- **現病歴**：2年前より健康診断で高血圧・心室性期外収縮を指摘されている.
- **経　過**：初診時血圧200/120mmHg，アムロジピン（アムロジン®）5mgの投与を開始し，2ヵ月後には152/118mmHgまで降圧した．バルサルタン（ディオバン®）80mgを追加投与したところ，3ヵ月後の4月には138/108mmHgまで降圧した．家庭血圧が，105/66mmHgまで

低下しアムロジンは 2.5mg に減量したがその後も良好な血圧調節（家庭血圧朝，125〜141/82〜89mmHg，夜 118〜137/58〜78mmHg）が得られ，近医に紹介した（図 A）.

【解説＆アドバイス】

　Ca 拮抗薬と ACE 阻害薬または ARB の併用は，ガイドラインでも推奨している併用法である（→ガイドライン 79 頁，図 5-3）. VALUE 試験などからも明らかにされているように，ARB は Ca 拮抗薬に比し効きが遅い（文献1）. 本例では，血圧値がかなり高く危険な状態で，ある程度の血圧値（150〜 160/90 〜 100mmHg）までは早く降圧することが必要であると考え，アムロジン® をはじめに投与した. 期待どおりに降圧し，さらに降圧を図るべく腎血管性高血圧を否定したうえで，ARB を追加した. ARB 追加 2 ヵ月後には家庭血圧で過度の低下を認めたためにアムロジン® を減量した. 本例の如く，**血圧値が高く危険であると判断された症例では，まず Ca 拮抗薬を投与する**ことをお勧めしたい.

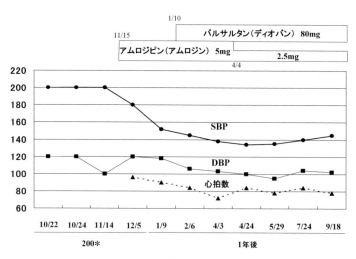

図 A　症例 13 の経過

【文献】

1）Julius S, Kjeldsen SE, Weber M, et al: Outcomes in hypertensive patients at high cardiovascular risk treated with regimens based on valsartan or amlodipine: the VALUE randomized trial. Lancet 363: 2022-2031, 2004.

症例 **14**　ARB と Ca 拮抗薬の併用が著効を呈した症例

- **患　者**：60歳代後半，男性．本態性高血圧（低レニン，PRA 0.3ng/mL/時，PAC 86.3pg/mL）．
- **現病歴**：1ヵ月前の人間ドックにて高血圧（164/87mmHg）を指摘された．バルサルタン（ディオバン®）80mg を9週間は朝，その後は朝と就寝前に2分割して6ヵ月間投与するも朝の血圧は142～160/95～106mmHg と高値が続いた．アムロジピン5mg を朝と就寝前と2分割して追加投与したところ，2週間後には130/80mmHg 程度に降圧しその後良好な血圧調節が得られた．

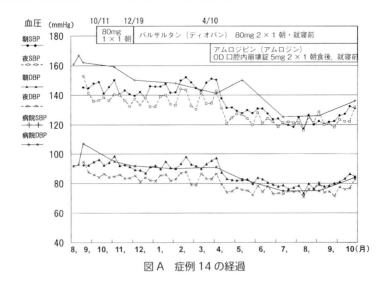

図A　症例14の経過

【解説】ARB と Ca 拮抗薬の併用は第 2 段階の治療として推奨される併用法である．臓器障害を改善する効果を期待して，ARB は高容量使用するべきとする考え方もあるが，**降圧効果については ARB を単剤で最高容量使用するよりも，Ca 拮抗薬を併用する方が確実である**．臓器障害の改善は降圧薬の種類によらず，まず降圧効果による，とされることからも，著者は常用量同士を併用するようにしている．

4 ｜ テルミサルタン（ミカルディス®）

症例 15　ARB（テルミサルタン）が血圧調節に著効を呈した透析症例

- **患　者**：70 歳代前半，女性．
- **現病歴**：慢性腎不全のため 13 年前より血液透析を開始し，現在は週に 3 回施行中．9 月まではバルニジピン（ヒポカ®）30mg，ドキサゾシン（カルデナリン®）4mg にて血圧調節は良好であったが，10 月末から上昇しコントロール不良となった．図 A は午前中の血圧を示す．透析前 PRA は 0.4ng/mL/時と低め．11 月 1 日よりヒポカ®をニフェジピン徐放錠 40mg 2 × 1 朝・夕に変更し，さらにドキサゾシン（カルデナリン®）を 6mg 3 × 1 に増量したが降圧せず，クロニジン（カタプレス®）150μg 2 × 1（透析日は透析中の過降圧を予防するために就寝前のみ）を追加したが血圧は 185/101mmHg と高値であった．11 月 6 日よりテルミサルタン 80mg 2 × 1 朝・就寝前を追加したところ，日中の収縮期血圧は 120〜150mmHg に低下した．早朝の血圧が透析の翌日は低下（7 日 125/75，9 日 122/68）するものの，透析日は高値（8 日 194/93，10 日 185/95mmHg）を呈した．10 日よりアゼルニジピン 16mg 2 × 1 朝・就寝前を追加したところアダラート CR®，カルデナリン®を減量しても 11 月 16 日以降，朝の血圧は 130〜140/70〜80mmHg に安定した．

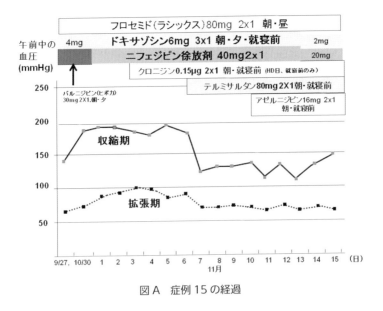

図A 症例15の経過

【解説】ARBの代謝は腎代謝よりも肝代謝が大きい．特にテルミサルタンは**ほぼ100%肝代謝**であり，腎機能障害を合併している症例にも安全に使用できる．本例では著効を呈したが腎機能障害症例・透析症例において著者はARBのうちの第一選択薬と位置づけている．反面，肝機能障害症例にはより注意が必要であり，保険診療では，最大投与量は40mgまでとされている．

テルミサルタンはin vitroにおいて選択的PPARγ（＊1）活性化作用を有し，ピオグリタゾン（アクトス®）のようにインスリン抵抗性を改善する効果が示唆されているが，臨床的意義については不明である（文献1）．

一般に透析患者の血圧調節は容易でないことが多い．水分コントロールが不十分の場合，薬剤の効きが悪くなる．ドライウェイトが維持できているか，維持できている場合には，ドライウェイトの設定は適切か検討する必要がある．透析患者は多剤併用しているのが普通であり，これ以上内服薬を増やし

──────────────

＊1 PPARγ：ペルオキシソーム増殖因子活性化受容体γ.

たくない時に，保険適応の問題はあるが（＊2）貼付型ニトログリセリン製剤（ミリステープ®）を使用すると降圧だけでなく，前負荷も減少するためか息苦しさなどの症状も改善する場合がある

〔本例については平成20年1月18日，ミカルディス発売5周年記念講演会において，当院研修医 佐藤啓医師が発表した〕

【文献】

1）Shupp M, Janke J, Clasen R, et al: Angiotensin type 1 receptor blockers induce peroxisome proliferator-activated receptor-γ activity. Circulation 109: 2054-2057, 2004.

5 ｜ オルメサルタン（オルメテック®）

 症例 16　バルサルタン（ディオバン®）からオルメサルタン（オルメテック®）に変更し著明な降圧を認めた症例

- ●患　者：50歳代中頃，男性．本態性高血圧．
- ●現病歴（図A）：アムロジピン（アムロジン®）5mgとディオバン®80mgの併用で血圧コントロール不良であったため，ディオバン®をオルメテック®20mgに変更したところ，7週後の外来にて血圧が112/65mmHgと著明に低下したためアムロジン®を2.5mgに減量した．

【解説】常用量同士の比較ではオルメテック®は，ディオバンよりも降圧作用は強い（文献1）．本例もディオバン®からオルメテック®への変更で血圧は著明に低下した．しかし，降圧薬に対する評価は降圧作用の強さによるものばかりではない．降圧作用が強いということは，使い方を間違えれば過

_____

＊2　保険適応は，狭心症，急性心不全（慢性心不全の急性増悪期を含む）である．

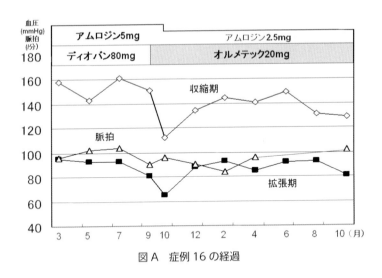

図A　症例16の経過

　度の降圧による副作用も来しやすい［症例19］ということになる．他方，降圧作用が強くないということは過度の降圧に伴う症状や副作用が少ないということになり，使いやすいという評価にもなる．ARBは，軽中等症の高血圧には種類を問わず単剤のみで良好な血圧調節が得られる可能性があり，開業医の先生方はまず降圧作用が強すぎないARB（ディオバン®・ニューロタン®）を投与してみるか，あるいは降圧作用が強いオルメテック®，イルベタン®，アジルバ®のような薬剤の場合には4分の1〜2分の1量から投与した方が安全である．

【文献】

1）後藤敏和，鈴木恵綾，深瀬幸子：降圧薬としてのオルメサルタンの評価．第32回日本高血圧学会総会プログラム・抄録集，2009.

症例
17

ARBが投与後早期から著効を呈した若年性高血圧症例

- **患　者**：14歳，男性．本態性高血圧．
- **合併症**：高尿酸血症（7.0mg/dL）．
- **家族歴**：母，高血圧．
- **現病歴**：5ヵ月前にけがで入院時に高血圧（140〜150/90〜100mmHg）と高レニン血症（8.5ng/mL/時：採血条件不明）を指摘された．当院初診時血圧132/70mmHg，ABPMでは一日を通し高血圧を認めた（図A）．安静時レニンは正常高値，カプトプリルで著明に降圧し，レニンの過大反応を認めた（表A）．朝の家庭血圧でも高値が続き，オルメテック®20mgの投与を開始したところ，投与前164/113mmHgから内服開始の翌朝には132/91mmHgまで低下し，以後も降圧効果が持続した（図B）．夏休みに腎動脈造影を施行し腎血管性高血圧は否定された．

【解説】 一般にARBの効果発現は緩やかで，降圧効果が最大に達するまで

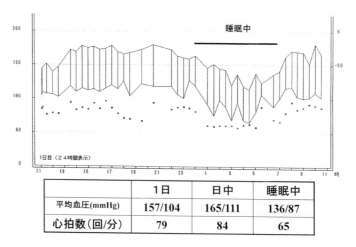

	1日	日中	睡眠中
平均血圧(mmHg)	157/104	165/111	136/87
心拍数（回/分）	79	84	65

図A　症例17のABPM

には4週程度を要するとされる．しかし，［症例18］の悪性高血圧ほどではないにしても，本例のようにレニン−アンジオテンシン系が亢進しているような場合には効果発現は速やかであると考えられる．一般にレニン−アンジオテンシン系，交感神経系は若年者ほど亢進しており，ARB・ACE・β遮断薬は若年者ほど効きやすいされる．

表A　症例17のカプトプリルテスト

	負荷前	1時間後	2時間後
血圧（mmHg）	147/90	141/82	108/66
PRA（ng/mL/時）	2.7	9.4	7.5
PAC（pg/mL）	89.5	64.0	59.3

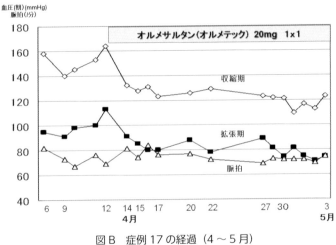

図B　症例17の経過（4〜5月）

症例 18　ARB（オルメサルタン）投与により過度の降圧を認めた 悪性高血圧症例

- ●**患　者**：20歳代中頃，男性．悪性高血圧．
- ●**家族歴**：両親が高血圧，父方・母方ともに祖父が脳卒中．
- ●**現病歴**：18歳時に健診で高血圧（190mmHg台）を指摘されるも放置していた．200＊年5月15日頃から両眼の視力低下を自覚し，眼科を受診．両眼底に，斑状出血・軟性白斑・硬性白斑・黄斑浮腫（KW-Ⅳ）をみとめ内科に紹介となった．血圧，座位274/160，臥位262/150，立位242/150mmHgと著明高値．悪性高血圧として緊急入院となった．BMI 35.5と著明な肥満あり．腎機能障害（血清クレアチニン値7.1mg/dL）と二次性アルドステロン症によると思われる低カリウム血症（2.8mEq/L）を認めた．尿酸11.9mg/dL，尿蛋白（3＋），尿潜血（3＋），尿沈渣，赤血球50～99個，顆粒円柱（＋）．
- ●**経　過**：ニフェジピン徐放錠（アダラートL®）40mg，クロニジン（カタプレス®）150μg，2×1の内服を開始した（＊1）．入院翌日，カプトプリルテスト施行，血圧の低下（内服前193/105，2時間後156/80mmHg）と安静時レニンの著明高値および過大反応，二次性アルドステロン症を認めた（表A）．同日夜よりオルメサルタン（オルメテック®）20mgの就寝前投与を開始したところ，翌日起床時より視野が暗く見えるとの訴えあり．眼科受診するも変化なし．血圧は10時に128/62mmHgまで低下しており，アダラートL®とカタプレス®の内服を中止した．その後第4～7病日には140～170/74～96mmHgで経過し症状は消失した（図A）．

＊1　本例のように褐色細胞腫が否定できない症例では，β遮断薬は投与しないのが賢明である．paradoxical hypertensionを引き起こす可能性があるからである（β遮断薬の項参照）．クロニジンは交感神経系のα作用もβ作用も抑えるので，paradoxical hypertensionの心配は不要で褐色細胞腫にも安心して投与できる薬剤である．

表A　症例18のカプトプリルテスト

	負荷前	1時間後	2時間後
血圧 （mmHg）	193/105	161/83	156/80
PRA （ng/mL/時）	26.0	65.0	67.0
PAC （pg/mL）	276.0	242.0	174.0

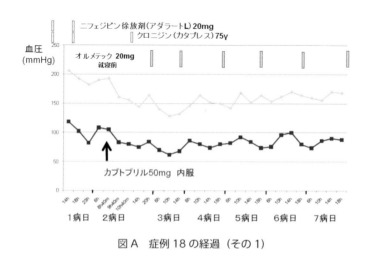

図A　症例18の経過（その1）

【解説1】一般的にはARBの降圧効果が最大となるまでには1ヵ月ほど要するとされている［症例8］．しかし，レニン－アンジオテンシン系が亢進している場合にはACE阻害薬と同様に［症例24］，初回投与での過大反応に注意をする必要がある．悪性高血圧ではレニン－アンジオテンシン系は亢進しており，本例でも安静時レニンが著明高値でしかもカプトプリルに過大反応していた．本例は腎生検にて糸球体病変は軽度で，小動脈・細小動脈には弾性板の重層化と内膜の著明な肥厚を認め，一部の細動脈はヒアリン沈着を伴って内腔が著しく狭小化していた．脳血管にも同様な所見があったと推測され，ARB投与による急激な降圧が脳循環障害を生じ，視野についての症状を惹起したと推測される．

●**その後の経過**：降圧による一過性の腎機能障害の悪化を認めたが，ARB
を中心とした多剤併用療法で血圧は120〜150/60〜80mmHgに低下し，第
32病日に退院した（**図B**）．13ヵ月後の最終受診時，血圧は150/80mmHg,
クレアチニン値は3.0mg/dLまで低下している．

【解説2】腎機能低下を伴う高血圧の場合，腎病変（腎炎とくにIgA腎症）
による高血圧なのか，高血圧の結果による腎機能障害なのか，判別が難しい
時がある．**降圧後も，尿沈渣で顕微鏡的血尿や赤血球円柱を認めれば，腎炎
の存在を示唆する**が，確定診断は腎生検による．本例では，第9病日以降は，
尿沈渣での赤血球は認めなくなった．本例のごとく高血圧の結果血管病変が
進行し，その結果腎機能障害を呈している症例では適度な降圧により腎機能
が改善してくる可能性がある．一方，腎炎が先行している症例では，糸球体
病変が進行してしまうと，改善が期待できなくなる．そのために腎炎の存在
をなるべく早く診断する必要がある．

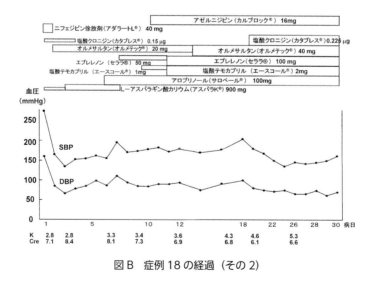

図B　症例18の経過（その2）

症例 19 ARB 投与による過度の降圧により意識喪失を来したと考えられる症例

- **患　者**：70 歳代中頃，男性.
- **合併症**：狭心症・パーキンソン病.
- **経　過**（図 A）：神経内科よりパーキンソン病として加療中，近医より 5 年前よりアダラート CR® を投与されている．心電図異常（r 波減高・T 波逆転）で紹介．無症状ながらシンチグラムにて冠動脈狭窄が疑われ，心臓カテーテル検査を勧めていた．降圧も不良でローガン®20mg を追加したが 2 週間後も 170/106mmHg と降圧せず，オルメテック®20mg の投与を追加した．9 日後，18 時ころから日本酒 1 合を飲んだ後，あくび・流涎が出現し呼名に反応しなくなり救急車を要請．救急隊現場到着時，JCS 2 〜 3，血圧 80 〜 90mmHg，救急車内で次第に意識を回復した．19 時 3 分，当院到着時血圧 114/60mmHg，脈拍 83 回 / 分，頭部 CT・MRI にて新たな病変なし．過度の降圧による症状と診断された．
　後日，心臓カテーテル検査にて，左前下降枝の完全閉塞を認め，冠動脈バイパス手術を施行した．腎動脈狭窄は認めなかった．

【解説】オルメテック® の効能書きには，開始容量は 5 〜 10mg で，特に 75 歳以上の高齢者には 5mg から投与を開始することが勧められている．本例は高齢であり，しかも冠動脈病変とパーキンソン病を有し，飲酒と重なって過度に降圧を来したと推測される．**高齢者には，少量から投与を開始することの重要性**を思い知らされた症例である．ARB の種類によらず注意する必要がある．

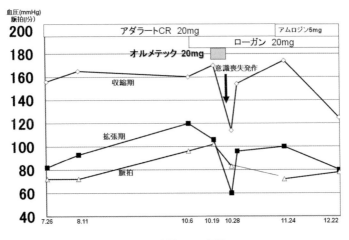

図A 症例19の経過

症例 20 Ca拮抗薬とARBとの併用で良好な血圧調節が得られた症例

- **患　者**：50歳，女性．本態性高血圧（正レニン，PRA 0.7ng/mL/時，PAC 52pg/mL）．
- **経　過**（図A）：初診時血圧，176/100mmHg，アゼルニジピン（カルブロック®）16mgの投与を開始し，16週後にも148/99mmHgと降圧不良であったために，オルメサルタン（オルメテック®）20mgを併用したところ6週後には118/80mmHgに低下していた．カルブロック®を8mgに減量し8週後にも105/71mmHgと降圧していた．減薬の可能性を付記し近医に紹介した．

【解説】Ca拮抗薬とARBとの併用は，ガイドラインでも第2段階の1つとして推奨される組み合わせである．Ca拮抗薬とARBのどちらを先に投与するかは，迷うところかもしれない．当院に紹介されてくる症例の多くの場合，

二次性高血圧を否定する必要がある．ARB を投与してしまうとホルモン値が影響を受けやすい．Ca 拮抗薬は a_1 遮断薬とともに影響が少なく，著者はCa 拮抗薬から投与することにしている．本例の場合も，投薬前血圧値が高く，投薬しながら二次性高血圧のスクリーニングとして，カプトプリル負荷レノグラム（＊1）と副腎・腎血管の CT 検査を施行し二次性高血圧を否定した．そのうえで ARB を追加した．**腎血管性高血圧の場合には，ARB 投与で良好に血圧が低下するために，それ以上の検索を行わなくなる可能性がある**．最近，線維筋性異形成による若年性腎血管性高血圧が紹介患者の中に見つからなくなったのは，疾患が減少したのではなく見落とされているためである，と推測している．

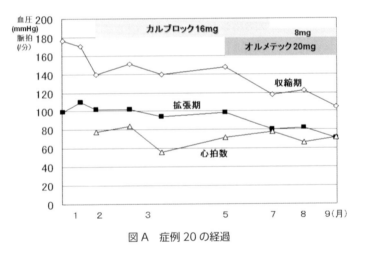

図A　症例 20 の経過

＊1　カプトプリルテストに引き続き，レノグラムを施行する（詳しくは，「症例から考える高血圧の診かた」p.35, 42, 59，金芳堂，2012）．

6 ｜ アジルサルタン（アジルバ®）

早朝高血圧にアジルサルタン就寝前投与が有用であった症例

- ●**患　者**：70歳代前半，女性．本態性高血圧．
- ●**合併症**：高脂血症（プラバスタチン内服中）．
- ●**経　過**（図A）：11年前，人間ドックで高血圧を指摘され初診．本態性高血圧と診断され，投薬にてコントロール良好となり初診より4年後近医に紹介．しかし当院からの投薬を強く希望し再び来院．顕微鏡的血尿あり，1年前に腎生検施行，糸球体病変は微小変化で腎臓については経過観察となった．白衣現象が強く，家庭血圧をもとに投薬，アゼルニジピン（カルブロック®）16mgを朝1回内服で夏季の朝の血圧は130/80mmHg程度で良好であったが，9月中旬になり140/85mmHg程度に上昇しアジルサルタン10mgの就寝前投与を開始した．血圧は低下せず，11月26日より20mgに増量したところ131.0/78.3mmHg（12月の7日間の平均）と良好な降圧を得た．

【解説】 夏季はコントロール良好でも秋から冬にかけ不良になることはよく経験する．特に朝の血圧は，寒さに影響され上昇してくる．本例は既にCa拮抗薬が投与されていたので，ARBを就寝前に投与することで良好な降圧が得られた．アジルサルタンは最後に発売されたARBで，降圧効果が強いことを強調している．Takaharaらは，309名の患者でカンデサルタン8mgとアジルサルタン10mgのクロスオーバー試験を行い収縮期血圧については同等な降圧効果を得たと報告し（文献1），田中らは，日本人労働者男性46例においてカンデサルタン10mgからアジルサルタン20mgへの切り替えで138.5 ± 11.0/79.7 ± 9.2mmHgから1ヵ月後には平均127.9/74.9mmHgに，9ヵ月後には127.5/77.8mmHgに低下したとしている（文献2）．

　他の薬剤からの切り替えのデータはなく，オルメサルタンやイルベサルタンで降圧不十分な症例に有用であるかは不明である．朝の高血圧については，Ca拮抗薬に限らず，利尿薬を除く降圧薬の就寝前投与が有用である．

【文献】

1) Takahara M, Shirakawa T, Shindo M, et al: Efficacy and safety of 10-mg azilsartan compared with 8-mg candesartan cilexetil in Japanese patients with hypertension: a randomized crossover non-inferiority trial. Hypertens Res 37: 852-857: 2014.
2) 田中新一郎，皆川太郎，湊口信也：日本人労働者男性のカンデサルタン8mgからアジルサルタン20mgへの切替えにおける降圧効果の検討．Ther Res 34: 781-786, 2013.

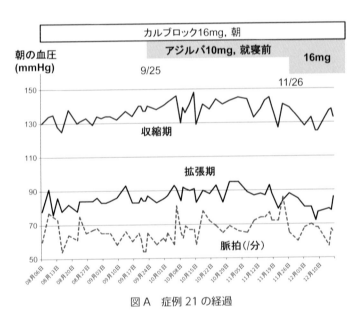

図A　症例21の経過

3 アンジオテンシン変換酵素阻害薬（ACE 阻害薬）

■ 薬理作用

降圧機序としては，昇圧系であるレニン・アンジオテンシン・アルドステロン系（RAA 系）の抑制と，降圧系であるキニン・プロスタグランディン系の賦活という2つの機序からなる.

■ 利　点

利点としては，代謝に対する悪影響が無く，糖尿病性腎症の蛋白尿を減少し（糸球体の過剰濾過を減らすためとされる），長期予後を改善すること（アルブミン尿が見られる段階でできるだけ早く使用することが勧められている），降圧薬では一般的に認められるとされるインポテンツを ARB と共に来しにくいことである. よって，若年男性はよい適応となる. また心不全の予後を改善し，心筋梗塞後の左心室のリモデリング（＊1）を予防することが認められているが，保険適応としてはマレイン酸エナラプリル（レニベース®）とリシノプリル（ゼストリル®）の2剤でしか認められていない.

また，ACE 阻害薬内服中の患者は，腹部大動脈瘤の破裂の頻度が低いという結果が報告された. ARB をはじめ，他の降圧薬には認められなかったという（文献1）.

ACE 阻害薬は冠動脈疾患の発症リスクを低下させたとし，これは ARB では認められず，ACE 阻害薬は線溶系を活性化し，凝固系を抑制する作用もあるためとされている（文献2）.

＊1　心筋梗塞後，梗塞部位は伸展菲薄化するが，健常部の心筋も肥大し，次第に心室は拡大しやがて心不全に陥る. 心筋の肥大・心拡大をリモデリングと呼び，局所のATII が関与しているとされる.

■欠　点

　欠点は，著者が考えるには降圧作用が弱いことで，これは当地方の塩分摂取量が多く，低レニン症例が多いことに由来すると思われる．血漿レニン活性（PRA）（言い換えれば RAA 系）は年齢と共に低下するので，若年者ほど ACE 阻害薬は効きやすいとされるが，高齢者にとっては降圧効果が強すぎないことは利点ともなり得る．

　ACE 阻害薬の咳嗽の特徴は，①乾性咳嗽で痰を伴わず，②喉頭部の違和感として出現することもあり，③女性・非喫煙者に多い，という点であり，幸い投与中止により治癒するとされる．エナラプリルで最多で（報告によれば，7 〜 30％），タナトリル® で最少とされる（後者では，RAA 系の抑制が主な降圧機構で降圧系の賦活という作用がほとんどないからと説明されている）．また，ACE 阻害薬が咳反射を改善する結果，不顕性誤嚥が原因とされる脳卒中患者の肺炎を予防すると報告され（文献 3），ガイドラインでも，咳の誘発が誤嚥性肺炎を防止するとされている（→ガイドライン 46 頁，表 5-1）．

■副作用

　副作用は，ブラジキニンの作用増強による咳嗽・血管浮腫，顆粒球減少，味覚障害，血清カリウムの上昇（アルドステロンの抑制による）などがある．糖尿病性腎症や慢性腎炎による慢性腎疾患症例に投与した場合，一時的には腎機能を悪化させても長期予後は改善することが認められ，ガイドラインでも ARB と共に，蛋白尿ありの場合の CKD に対する第一選択薬となっている．しかし，腎機能を悪化させる可能性もあり，特に血清クレアチニン値が 2.0mg/dL 以上の時には，少量から使用する．**禁忌としては，両側性腎血管性高血圧**（腎機能廃絶を来す）がある（＊2）．また，**妊婦に使用すると低腎機能の子供が産まれる可能性があり，禁忌とされる**（＊3）．

＊2　一側性の腎血管性高血圧症例に対する適応については禁忌とはならないが，腎機能をみながら，注意深く使用する必要がある．
＊3　41 頁，ワンポイントレクチャー参照．

【文献】

1）Hackam DG, Thiruchelvam D, Redelmeier DA: Angiotensin-converting enzyme inhibitors and aortic rupture: a population-based case-control study. Lancet 368: 659-665, 2006.

2）Turnbul F, Neal B, Pfeffer F, et al: Blood pressure dependent and independent effects of agents that inhibit the renin-angiotensin system. J Hypertens 25: 951-958, 2007.

3）Ohkubo T, Chapman N, Neal B: Effects of an angiotensin-converting enzyme inhibitor-based regimen on pneumonia risk. Am J Respir Crit Care Med 169: 1041-1045, 2004.

4）Brown NJ, Byiers S, Carr D, et al: Dipeptidyl peptidase- IV inhibitor use associated with increased risk of ACE inhibitor-associated angioedema. Hypertension 54: 516-523, 2009.

症例 22

ACE 阻害薬による咳嗽をはじめ，副作用が多く発現した症例

- **患　者**：31 歳，女性．低レニン本態性高血圧．
- **経　過**（図 A）：メチルドパで口渇・眠気，クロニジン（カタプレス®）でも口渇・眠気，カルテオロール（ミケラン®），ピンドロール持続性カプセル（ブロクリン L®）（ISA ＋の β遮断薬）でこむらがえり，エナラプリル（レニベース®）に変更したところ咳嗽が出現し，治療に困難を来した．10 年後の 2005 年には 41 歳となっているが，テノーミン® とバイカロン®（隔日投与）の併用で良好な血圧調節が得られている．

【解説】 多くの降圧薬で副作用が出現した症例である．医師（著者）からは副作用につき前もって説明していないにも関わらず，各薬剤の予想される副作用を訴えた．このような症例は稀ではあるが見受けられ，副作用の出ない

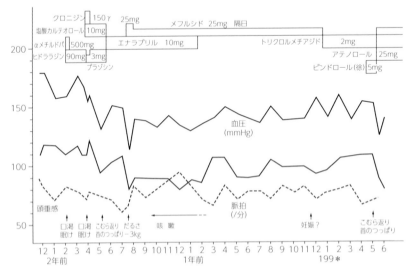

図 A　症例 22 の経過

薬剤を探すしかない.

　また薬剤の副作用は，投与初期に出やすいものと，Ca 拮抗薬における歯肉肥厚のように長期投与後出現するものとがあるので，継続して注意していく必要がある.

症例 23　ACE 阻害薬により喉頭浮腫を来した症例

● **患　者**：60 歳代前半，男性.
● **主　訴**：呼吸困難.
● **既往歴**：50 歳，胃潰瘍. 61 歳，前立腺癌にて手術. 糖尿病として食事療法を開始. 62 歳より高血圧を指摘される.
● **アレルギー歴**：54 歳時，一度だけ，蜂に刺されて蕁麻疹が出たことがある.
● **経　過**：3 年前の 11 月より発作性心房細動として加療（メチルジゴキシン 0.1 → 0.15mg，ジソピラミド 300mg/ 日）していたが，1 年前の 3 月より血圧コントロールが不良となり，ピンドロール（カルビスケン®）15mg/ 日を追加投与した. 199＊年 1 月 12 日より，毎朝のように胸痛発作が出現するようになり 1 月 17 日入院となった. 血管攣縮性狭心症を疑った（後に心臓カテーテル検査にて確定診断す）が入院後は症状なく，強い退院希望あり，β遮断薬に代え，ACE 阻害薬である塩酸デラプリル（アデカット®）30mg 2 × 1 の処方に変更し，1 月 19 日夕方に帰宅した. 飲酒後に入眠，22 時に起きだしてアデカット® 1 錠を内服し再び就寝したところ，午前 1 時半頃に喉の違和感にて覚醒. 吸気性の呼吸困難も加わり次第に悪化したため，午前 2 時 2 分，当院救命センターを受診した. 吸気性の喘鳴を聴取，下口唇，軟口蓋垂，喉頭の浮腫を認めた（図 A）. 入院後も症状は続き一時は気管切開まで考慮されたが，ステロイド薬の点滴静注にて改善，治癒した.

【解説】 喉頭浮腫・血管浮腫は，最も重篤な **ACE 阻害薬の副作用**であり，咳嗽という副作用の極型と考えられる．アデカット® の副作用のうちでは，呼吸器系の副作用が 4.59％と最多であり，そのほとんどは咳嗽ないし喉の違和感であった．当時，文献上 ACE 阻害薬にて呼吸困難を来したという報告は，3 件認めた．本例については厚生省に副作用報告をしたところ，2 週間ほどして警告書が配布されてきた．以後，ACE 阻害薬の注意書きには，喉頭浮腫・血管浮腫が重篤な副作用として記載されている．その後も，ACE 阻害薬による血管浮腫は死亡例も含め報告されている（文献 1，2）．

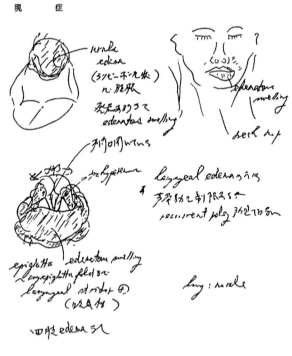

図 A　症例 23 にみられた喉頭浮腫（カルテより）

【文献】

1）山下雅代，三浦崇則，勝見章男，他：アンジオテンシン変換酵素阻害薬（イミダプリル）により出現した血管浮腫の早期発見における服薬指導の役割：症例報告．Jpn J Hosp Pharm 26: 411-417, 2000.

2）吉澤潤治，中井高洋，竹下由紀代，他：レニベース錠の市販後副作用情報－腎障害，血管浮腫，高 K 血症－．医学と薬学　45: 815-825, 2001.

ACE 阻害薬が著効を呈したレニン産生腫瘍（傍糸球体細胞腫）

症例
24

- ●症　例：71 歳，男性．
- ●主　訴：高血圧精査．
- ●経　過：3 年前より高血圧を指摘され加療を受けるも，降圧不良として 198＊年 9 月 18 日，東北大学第 2 内科を紹介受診した．初診時血圧 230/130mmHg，血漿レニン活性（PRA）100ng/mL/6時以上，血漿アルドステロン濃度（PAC）309pg/mL（正常値 120pg/mL 以下）と高値を呈し二次性のアルドステロン症も認めた．CT にて左腎に腫瘤を認め（図 A），左腎摘出術を施行した（図 B）．組織像また免疫組織染色にてレニンが染色され傍糸球体細胞腫と確定診断された（図 C）．手術後は降圧し，降圧薬不要となった（図 D）（文献 1）．術前は ACE 阻害薬投与により，著明に降圧している（図 E）．

【解説】著者が東北大学第 2 内科に入局中に経験した傍糸球体細胞腫症例（レニンを分泌する傍糸球体細胞が，良性腫瘍化したもの）である．血漿レニン活性は，測定限界以上であり（東北大学での正常値は，安静時 5 ～ 15，カプトプリル負荷後 15 ～ 60ng/mL/6時），カプトプリル・デラプリルの急性投与により著明な降圧を呈している．傍糸球体細胞腫は当時，世界で本例を含め 20 例報告されていたが（文献 2），著者は，同じく東北大学時代に膀胱癌からの異所性レニン産生腫瘍の例を経験している（文献 3）．ACE 阻害薬は，

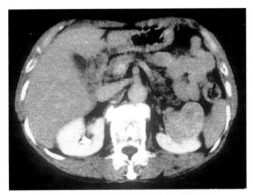

図A 症例 24 の腹部 CT（左腎腫瘍）

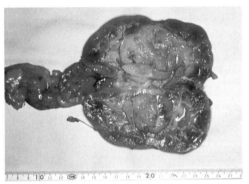

図B 摘出左腎割面（中央が傍糸球体細胞腫）（巻頭カラー参照）

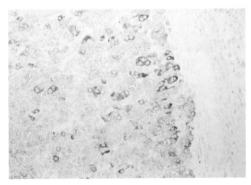

図C 摘出腫瘍の免疫組織染色（酵素抗体法）
（レニン顆粒が染色されている）（巻頭カラー参照）

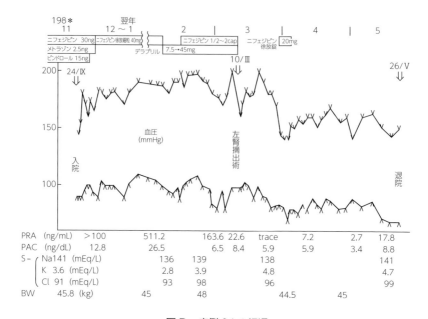

図D 症例24の経過

当然ながらRAA系が賦活化されている病態では，降圧効果が顕著となる．本例のような症例は非常に稀であるが，**RAA系が亢進した病態では，ACE阻害薬による過度な降圧は同様に起こりうる**ので注意を要する．

【文献】

1) 後藤敏和，阿部圭志，吉永　馨，他：内分泌と代謝をめぐるCPC（158）高齢者に発症した大きな傍糸球体細胞腫の1例．医学のあゆみ　128: 187-199, 1984.

2) 後藤敏和，阿部圭志，吉永　馨：レニン産生腫瘍．ホルモンと臨床　32: 841-847, 1984.

3) 黒沢昌也，蝦名弘子，後藤敏和，他：内分泌と代謝をめぐるCPC（153）レニン産生膀胱癌．医学のあゆみ　125: 1029-1037, 1983.

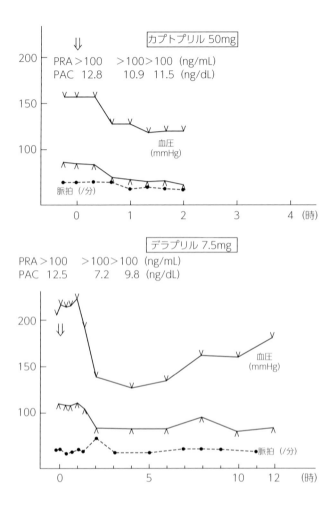

図E 症例 24 の血圧に対する ACE 阻害薬の急性効果

ACE 阻害薬を投与しショックとなった症例

●**患　者**：40歳代後半，女性．

●**経　過**（図A）：精神遅滞・てんかんを合併しており，施設に入所している．発作的に血圧が上昇（200〜230/100〜120mmHg）することがあり，198＊年5月7日，精査のため外来を受診した．患者は，約10日前から食欲が低下し，寝てばかりいるようになり食事・水分をほとんど摂っていなかった（後日判明）．また前医から処方薬〔エシドライ®（利尿薬を含んだ合剤）〕のあったことも後日判明した．5月14日，カプトプリルテストを施行した．カプトプリル®50mg内服後の血圧の経過を図Aに示す．投与10分過ぎより急激な降圧が始まり，70分後には自動血圧計にて測定不可と打ち出されている．投与100分以上を経過した時点で，患者の様子がおかしい（呼吸していない・脈が触れない）のに気づき，CPRを施行して心拍，呼吸はすぐに回復した．昇圧薬を含んだ輸液を施行し，集中治療室にて加療したが，血圧の回復には半日を要した．心呼吸停止以前に自覚症状はあったと思われるが，精神遅滞のために申告できなかったと推測された．後日測定されたPRAは著増しており，二次性のアルドステロン症も明らかであった．

【解説】RAA系が亢進した状態に，ACE阻害薬を投与しショックとなった症例である．カプトプリルテスト（＊1：次頁参照）は，腎血管性高血圧と原発性アルドステロン症のスクリーニングテストである．本例は脱水状態にあり，RAA系が著明に亢進していたことが後日判明したが，カプトプリル投与後著明に降圧しショック状態となった．

　注目するべきは，血圧の低下にも関わらず心拍数が上昇しないことで，これはACE阻害薬・ARBの特徴である．

　一般に，血管拡張薬は血圧低下に伴う交感神経系の賦活化のために心拍数

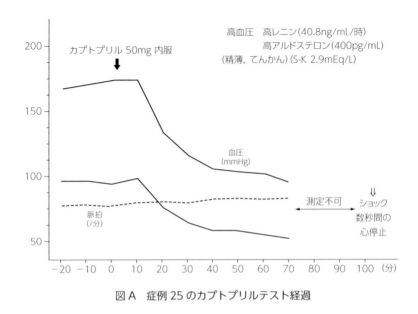

図A　症例25のカプトプリルテスト経過

は増加する（反射性頻脈）が，ACE阻害薬・ARBは交感神経系を抑制する作用を持つ（アンジオテンシンIIはカテコラミンの分泌を促進する）ために，心拍数は不変かむしろ低下するとされる．

　本例のように，**RAA系が亢進している状態（最も警戒するべきは，脱水状態）**では，**ACE阻害薬・ARB投与によりショックとなる危険がある**ので，注意を要する．

---

*1　カプトプリルを50mg内服し10分毎に血圧を測定．投与前，1および2時間後にPRA・血漿アルドステロン濃度（PAC）を測定する．当院のデータからすると，腎血管性高血圧であれば，1ないし2時間後のPRAは6ng/mL/時（SRLの測定法）以上に上昇するが，両側性の腎動脈狭窄のある場合は過大反応を呈さない時もある（体液量が多くなるためにレニンが抑制されると説明されている）．原発性アルドステロン症であれば，PACは高値（*2）を示し，カプトリル投与後も変化しない．前後を通しPRAは低値を示す（「症例から考える高血圧の診かた」，p.42, 59参照）．

*2　2009年版のガイドラインでは，150pg/mL以上をスクリーニング値としていたが，2014年版からは，120pg/mLとされた．

症例 26　消炎鎮痛薬投与による ACE 阻害薬の降圧効果の減弱

●**患　者**：56 歳，女性．本態性高血圧．

●**経　過**（図 A）：カプトプリル投与にて十分に降圧しているところに，インドメタシン 150mg を 3 日間投与すると血圧が上昇してくる．投与を中止すると再び降圧してくる．

【解説】新入医局員のときに阿部圭志教授のスタディをお手伝いをした症例である．インドメタシン（消炎鎮痛薬）は，プロスタグランディンの合成を抑制するが，ACE 阻害薬の薬理作用のうち降圧系の賦活化が減弱するために，血圧が上昇してくると説明される（文献 1, 2）．このことは，カプトプリルを内服していた患者が，風邪薬を服用すると血圧が上昇しうることを示している．最近は，消炎鎮痛薬による降圧薬の作用減弱は，ACE 阻害薬だけではなく，ARB・利尿薬・β遮断薬でも認められている．一方，Ca 拮抗薬の影響は少ないとされる（→ガイドライン 195 頁）．風邪薬だけでなく，関節リウマチなどで消炎鎮痛薬を長期に常用する場合には，念頭に置く必要がある．

　ACE 阻害薬で降圧不十分のときには，少量の利尿薬を併用すると切れ味が良くなることは，よく経験されることである．推奨される併用の 1 つである（→ガイドライン 78 頁，図 5-2 **STEP2**）．

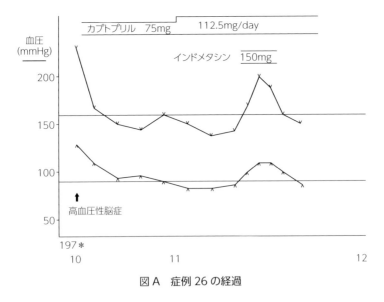

図A　症例 26 の経過

【文献】

1）阿部圭志，樋渡正夫，伊藤　徹，他：カプトプリルの長期降圧剤療法．薬理と治療 9: 4155-4165, 1981.

2）Abe K, Ito T, Imai Y, Goto T, et al: Indomethacin inhibits the antihypertensive effect of captopril, SQ14225, in low renin hypertension. Tohoku J Exp Med 132: 117-118, 1980.

4 降圧利尿薬

　利尿薬の良い適応は，高齢者・肥満者・収縮期高血圧とされる．各利尿薬の特徴を以下に示す．

■サイアザイド系利尿薬

　サイアザイド系利尿薬およびサイアザイド類似利尿薬は，遠位尿細管において，ナトリウムの再吸収を抑制し，循環血漿量を減少することにより降圧効果をもたらす．長期的な降圧機序としては，末梢血管抵抗の低下も示されている．副作用としては，低カリウム血症などの電解質異常，電解質異常による不整脈，高尿酸血症，耐糖能異常，脂質代謝異常，勃起不全，血液濃縮，便秘などがあるが，稀なものとして，日光過敏性皮膚炎や骨髄抑制がある．

　重要なことは，サイアザイド系利尿薬は**"腎機能障害例には使用するな"**ということである．腎機能低下例に使用すると，効果が無いばかりか，副作用のみ誘発する可能性がある．eGFR 30mL/分/1.73m^{2}以上では，サイアザイド系利尿薬が適応になるが，eGFR 30mL/分/1.73m^{2}未満ではループ利尿薬を使用する（→ガイドライン84頁）．

　糖・脂質代謝に対する悪影響については，1/4～1/2錠使用する分には影響は少ないとされる（→ガイドライン2009，40頁）．よって糖尿病や高脂血症は禁忌とはなっていない．少量のサイアザイドを投与後，平均4.4年観察したDIME studyでは尿酸は上昇したものの糖尿病発生率の増加は認めず，カリウムも有意な低下を認めなかった，としている（文献1）．尿酸は1/2錠投与では上昇し，1/4錠投与でも上昇しうる[**症例51**]．多くとも使用は1錠までというのが，この系統の薬の原則である．サイアザイドによる耐糖能異常は低カリウム血症の結果，インスリン分泌が障害されることが主因とされ，1年以内に生じるとされる（文献2）．サイアザイド系利尿薬の間では薬効に大きな違いはないとされ，著者は効果が18時間持続する一日一回投与

型のトリクロルメチアジド（フルイトラン®）をもっぱら使用している.

　サイアザイド系利尿薬は，夜間の高血圧も是正することが報告され non-dipper や riser 型を呈する高血圧には有用である（文献 3）.

■ ループ利尿薬

　腎機能低下症例に使用可能な利尿薬は，ループ利尿薬である．ヘンレ上行脚での Cl⁻ の再吸収を抑制して強力な利尿効果をもたらす．循環血漿量低下の結果として，腎機能を低下させることはありうるが，薬剤自体の作用で腎機能を悪化させることはないと考えられる．ガイドラインでは，eGFR 30mL/ 分 /1.73m^2 未満では，ループ利尿薬を使用することを勧めている.

　サイアザイド系類似薬としてメフルシド（バイカロン®）があるが，降圧作用は強力であるが低カリウム血症はほぼ必発で，ループ利尿薬に分類されることもある．ループ利尿薬の内耳毒性は，経口投与では心配はないとされている.

■ MR（ミネラルコルチコイドレセプター）拮抗薬

　MR 拮抗薬として，スピロノラクトン（アルダクトン A®）がある．副作用として，男性では勃起不全があり，長期使用により女性化乳房が高率に出現し，女性では月経過多が発現するので，著者は利尿薬投与で低カリウム血症が発現してきた場合には，カリウム製剤を追加することを原則としてきた．しかし，最近アルドステロンが心血管系の臓器障害についての危険因子であることが相次いで報告され，さらに，スピロノラクトンが心不全患者の予後を改善することが証明された．著者は心不全合併症例では，カリウム値に注意しながら原則としてサイアザイドやループ利尿薬と共に投与するようにしてきた（文献 4）.

　しかし，その後本邦でも副作用の少ないエプレレノンが使用されるようになり，心不全への保険適応も拡大されたことから，エプレレノンの使用頻度は増加していくと推測される．（p.152 MR 拮抗薬の項で詳述）.

　カリウム保持性ループ利尿薬として，抗アルドステロン作用を有するトラセミド（ルプラック®）があるが，フロセミド・スピロノラクトン併用からルプラック® に切り換えた症例で高カリウム血症を呈した症例を経験して

いる［本書改訂2版，症例7］．スピロノラクトンの作用が中止後も数週間持続したためと思われた．

■利尿薬とカルシウム代謝

サイアザイド系利尿薬が尿中へのカルシウム排泄を抑制することが報告され，中年過ぎの女性に少量投与することは骨粗鬆症の予防の意味から推奨されている．ただし見逃されている原発性副甲状腺機能亢進症例にサイアザイド系利尿薬が投与されると，高カルシウム血症を悪化させる可能性がある．原発性副甲状腺機能亢進症は稀な疾患ではあるが，約半数例では，たまたま採血したカルシウム値やアルカリフォスファターゼの上昇により無症候性に発見される．当院では，高血圧症例では初診時にNa，K，Clと合わせ，カルシウム値も測定するようにしている．他方，**ループ利尿薬は尿中へのカルシウム排泄を促進するため**，高カルシウム血症の治療薬でもある．

著者は塩分摂取の多い地域では利尿薬は貴重な薬ととらえており，塩分摂取量の少ない欧米で行われた大規模試験のデータは，必ずしも塩分摂取量の多い地方には当てはまらないと考えている．

サイアザイド類似利尿薬のメチクラン（アレステン®）には，血小板減少症という特有の副作用がある［本書改訂2版，症例4］．

【文献】

1) Ueda S, Morimoto T, Ando S, et al: A randomized controlled trial for the evaluation of risk for type 2 diabetes in hypertensive patients receiving thiazide diuretics: Duuretics In the Management of Essential hypertension (DIME) study. BMJ open 4: e004576, 2014.

2) Shafi T, Appel LJ, Miller ER, et al: Changes in serum potassiumm mediate thiazide-induced diabetes. Hypertension 52: 1022-1029, 2008.

3) Uzu T, and Kimura G: Diuretics shift circadian rhythm of blood pressure from nondipper to dipper in essential hypertension. Circulation 100: 1635-1638, 1999.

4) Pitt B, Zannad F, Remme WJ, et al: The effect of spironolactone on morbidity and mortalityin patients with severe heart failure. N Engl J Med 341: 709-717, 1999.

症例 27　サイアザイド系利尿薬による痛風の発症例

● 患　者：60歳代後半，男性．

● 経　過（図A）：初診時血圧200/100mmHg．トリクロルメチアジド（フルイトラン®）2mgの投与にて降圧不十分のため，4mgまで増量し，さらにプロプラノロール（インデラル®）を加えた．11ヵ月後の外来受診時に，「母趾の付け根の痛みのために，整形外科を受診したところ"痛風"と診断された」旨を申告した．その時の尿酸値は12.5mg/dLであった．降圧薬治療前の尿酸値は，6.7mg/dLと正常であったが，5ヵ月後には9.9mg/dLと上昇していた．これを見逃し，フルイトラン®投与を続けていたのが痛風発症の原因と考えられた．本例では，一時的に尿酸排泄促進薬であるベンズブロマロン（ユリノーム®）を併用したが，フルイトラン®中止により尿酸値は正常化している．

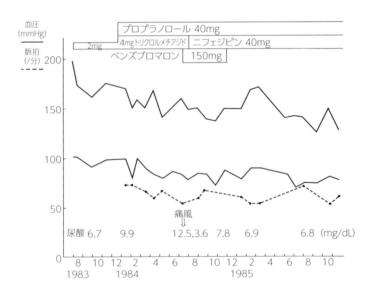

図A　症例27の経過

【解説】利尿薬は，細胞外液量低下および尿酸排泄抑制作用により高尿酸結症を来し，痛風を誘発することがある．投薬前の尿酸値は正常であっても，利尿薬投与後は，初めは2ヵ月以内に，その後も数ヵ月から半年毎に定期的に検査するべきである．血糖についても同様な注意が必要である．少量のサイアザイド系利尿薬は，糖代謝に悪影響を与えないとされ，糖尿病合併高血圧に対して第一選択薬のひとつになっているが，軽症糖尿病の症例が，心筋梗塞などによりうっ血性心不全を発症し，利尿薬（主にループ利尿薬）を内服するようになると，血清カリウム低下に伴って糖尿病が著明に悪化を来す（インスリン分泌低下や感受性低下によるとされる）ことが経験される．**利尿薬を投与したら，定期的な血糖・電解質・尿酸値のチェックが必要**である．

なお，利尿薬による耐糖能悪化は投与後1年以内に発現するとされる（文献1）．

【文献】

1) Shafi T, Appel LJ, Miller ER III, et al: Changes in serum potassium mediate thiazide-induced diabetes. Hypertension 52:1022-1029, 2008.

ワンポイントレクチャー

血清尿酸値 7mg/dL を超えるものを高尿酸血症と定義する．痛風は，高尿酸血症が持続した結果として関節内に析出した尿酸塩が起こす結晶誘発性関節炎である．母趾中足趾関節に好発する．風が吹いても痛い，というのが病名の由来であり，特徴的な発赤を伴う．痛風発作中の尿酸値は高値を示さないことがあり（2割は正常とされる）診断的価値は高くない．

高尿酸血症に対する治療の原則として，従来から「6・7・8 のルール」がある．即ち高血圧に高尿酸血症を合併する場合，血清尿酸値 6mg/dL 以下が治療中の目標値，7mg/dL を超えると生活習慣指導，さらに 8mg/dL を越えると薬物療法を考慮，というものである．

高血圧症例で尿酸値が 8mg/dL 以上の場合には高尿酸血症に対する治療

を開始する．尿酸の目標値は，6mg/dl 以下とする．降圧薬のうち，利尿薬・β（αβ）遮断薬では尿酸値は上昇し，ACE 阻害薬，Ca 拮抗薬では，低下または不変である．アンジオテンシンⅡ受容体拮抗薬のうちロサルタンは，尿酸値を低下させる特有の作用を有する．MR 拮抗薬は不変である（表A）．

治療薬は，従来，①尿酸生成抑制薬であるアロプリノール（アロシトール®），②尿酸排泄促進薬であるベンズブロマロンが主なものであった．

尿酸排泄促進薬を投与する場合には，尿路結石の予防のために，尿をアルカリ化する必要がある．ベンズブロマロンには，頻度は少ないが劇症肝炎という副作用があり，投与開始半年間は月に 1 回肝機能検査をすることが義務づけられている．また中等度以上の腎障害（血清クレアチニン値 2mg/dl 以上）や尿路結石の既往がある場合には，アロプリノールの使用が勧められてきた．他方，アロプリノールには骨髄抑制，肝障害という副作用があり，腎機能障害がある場合には，投与量を減らす必要があった．

一般的に高血圧症例における高尿酸血症は，尿酸排泄低下によるとされ，アロプリノールを投与しても尿酸値の低下は軽度であり，ベンズブロマロンは効果が確実である．しかし，尿のアルカリ化製剤を併用する必要があり，投薬数が多くなるという欠点があった．最近発売された尿酸合成阻害薬であるフェブキソスタット（フェブリク®）は，主に肝代謝で腎機能障害があっても比較的安全に使用できる．尿酸低下作用も強く極めて有用な薬剤である．著者も従来の 2 剤から切り替えている．なお尿酸は緩徐に低下させないと，痛風発作を誘発することがある（本書改訂 3 版，症例 34）．詳しくは，ガイドラインを参照されたい（文献 1）．

【文献】

1）日本痛風・核酸代謝学会ガイドライン改訂委員会編：2019 年改訂高尿酸血症・痛風の治療ガイドライン，第 3 版，診断と治療社，東京．

表A　降圧薬が血清尿酸値に及ぼす影響

血清尿酸値	降圧薬
上昇	サイアザイド系利尿薬 ループ利尿薬 β（αβ）遮断薬
不変	MR拮抗薬
不変〜軽度低下	カルシウム拮抗薬 ARB（ロサルタン以外） ACE阻害薬
低下	ロサルタン

症例28　グリチルリチン製剤と利尿薬併用による偽性アルドステロン症例

- **患　者**：60歳代後半，女性.
- **主　訴**：口渇，両肩筋肉痛，両腕脱力感，動悸.
- **既往歴**：198＊年，64歳より高血圧，慢性肝炎として治療を開始した.
- **現病歴**：高血圧に対しては，トリクロルメチアジド（フルイトラン®）2mg，塩酸マニジピン（カルスロット®）5mgの併用で，治療開始3年後にも186〜198/92〜96mmHgと降圧不良であった．慢性肝炎に対しては，肝臓加水分解物（プロヘパール®3錠）とグリチルリチン酸・DLメチオニン（リコチオン®3錠）が投与されていた．1年後の2月に，口渇，両肩の筋肉痛，動悸が出現し，血圧も収縮期210mmHgに上昇し，アダラート®の舌下投与を受けていた．2月9日，突然両腕の脱力発作が出現し，2月15日当院外来を受診した．血圧170/84mmHg.
- **入院時検査データ**（表A）：血清カリウムが2.0mEq/Lと著明に低下し，代謝性アルカローシスを認めた．CK（5571IU/L）をはじめアルドラーゼ，ミオグロビンなどの筋原性酵素さらにミオシンも著明に上昇していた.
- **経　過**（図A）：グリチルリチン製剤とサイアザイド系利尿薬の併用による，偽性アルドステロン症と診断した．入院後，フルイトラン®とリコ

チオン® を中止し，スピロノラクトン（アルダクトンＡ®），カリウム製剤（スローケー®）を併用し，血清カリウム値は正常化（一時 5.4mEq/L まで上昇）し，CK をはじめとする逸脱酵素も正常化した．

【解説】 グリチルリチンは，多くの漢方薬に含まれる甘草の主成分であり，身近なところでは仁丹や健胃消化剤（KM 散，SM 散，YM 散など）にも含まれている．アルドステロン受容体には，アルドステロンだけでなく，コルチゾールも同様の結合力を持つ．コルチゾールの血中濃度はアルドステロンより 100 ～ 1000 倍高い．しかし，腎臓の集合管主細胞の細胞質には 11-β 水酸化ステロイド脱水酵素が存在し，コルチゾールをミネラルコルチコイドレセプターとの結合力の低いコルチゾンに変換している．グリチルリチンは，11-β水酸化ステロイド脱水酵素を阻害し，その結果，コルチゾールがコルチゾンへ代謝されずに鉱質コルチコイド受容体に結合し，鉱質コルチコイド

表A 症例 28 の入院時検査データ

末梢血		肝炎ウイルス	
WBC	5800 /μL	HBsAg(−)，HBsAb(+)	
RBC	417×10⁴ /μL	HCVAb(+)	
Hgb.	13.4 g/dL	腎機能	
Hct.	39.6 %	BUN	9.3 mg/dL
Plt.	15.7×10⁴ /μL	Cr.	0.5 mg/dL
生化学検査		UA	3.0 mg/dL
GOT	245 IU/L	電解質	
GPT	181 IU/L	Na	149.6 mEq/L
ALP	161 IU/L	K	2.0 mEq/L
LDH	1274 IU/L	Cl	105.2 mEq/L
γ-GTP	40 IU/L	Ca	8.7 mg/dL
CK	5571 IU/L	Mg	2.0 mg/dL
CK-MB	13.5 ng/mL	動脈ガス	
アルドラーゼ	6.8 IU/L/37℃	PH	7.512
ミオグロビン	2673 ng/mL	PO₂	68.3 mmHg
ミオシン	71.4 ng/mL	PCO₂	44.3 mmHg
		HCO₃	35.3 mmol/L
		ABE	11.0 mmol/L
		SBE	11.5 mmol/L

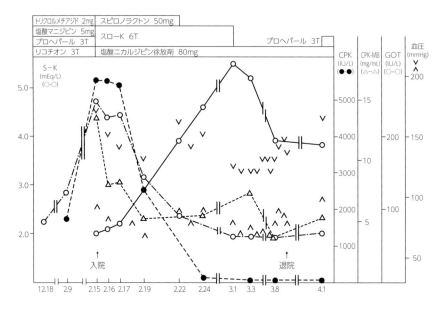

図A 症例28の経過

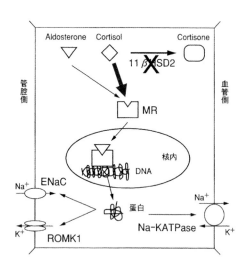

図B グリチルリチンによる偽性アルドステロン症の発生機序

〔柴垣有吾:より理解を深める!体液電解質異常と輸液,

p75, 図36, 中外医学社, 2005 を改変〕

様作用を発現してくる（文献 1）**（図 B）**（→ ガイドライン 195 頁）．長期投与により，偽性アルドステロン症とよばれる原発性アルドステロン症と似た病態，つまり低カリウム血症・難治性高血圧を来してくる．低カリウム血症の結果，ミオパシーとして脱力感が出現し，重症例では横紋筋融解まで発展し死亡例も報告されている．本例では，筋細胞由来の酵素の他に筋原線維の構成成分であるミオシンまで上昇しているので，横紋筋融解まで来した危険な状態であったと考えられる．

注意すべきは，本例のような高血圧あるいは心不全と肝疾患合併例で，グリチルリチン製剤に利尿薬を併用することにより，低カリウム血症の発現がなお助長される．当院でも内科か神経内科に 1 年に 1 ～ 2 人は入院治療している．また，口臭を気にして仁丹を 1 日に何錠も舐めるような人は，高血圧になる可能性があり（仁丹高血圧），注意を要する．健胃消化剤でも本症の発症例がある．

【文献】

1）柴垣有吾：アルドステロン受容体と 11β hydroxysteroid dehydrogenase type2. 深川雅史（監）．より理解を深める！体液電解質異常と輸液，p.74 ～ 75，中外医学社，2005.

症例 **29**

利尿薬を強力なものに変更し，血圧調節が良好となった，難治性高血圧症例

- ●患　者：66 歳，女性．難治性本態性高血圧．
- ●主　訴：高血圧コントロール不良．
- ●現病歴：29 年来，高血圧として治療を受けている．外来での血圧値は多剤併用にも関わらず，152 ～ 160/88 ～ 102mmHg，家庭血圧は朝 158 ～ 183/89 ～ 127（平均 164/104）mmHg，就寝前 123 ～ 152/76 ～ 102（平均 133/84）mmHg とコントロール不良であった．また徐脈傾

向であった．ABPM 上も一日中高血圧が続いていた．

● 経　過：追加するべき別の作用機序を有する薬剤はもはや無く，トリク
ロルメチアジド（フルイトラン®）を，メフルシド（バイカロン®）半
錠（12.5mg）に変更し，さらにスピロノラクトン（アルダクトン A®）
25mg を併用した．次第に家庭血圧が低下し，朝は 115〜152/73〜102
（平均 135/82）mmHg，就寝前は 102〜117/60〜76（平均 109/68）
mmHg に低下した．7 月 24 日の病院血圧は坐位 150/90mmHg，臥位
138/86mmHg であった（図 A）．

【解説＆アドバイス】

　難治性の高血圧の場合，降圧機序の異なった降圧薬を組み合わせて調節を
図る．本例では，多剤の併用でもコントロール困難であった．このような症
例では薬剤を増量するか，同一作用機序の薬剤の中で強力なものに変更する．

　本例の場合，サイアザイド系利尿薬をバイカロン®に変更しさらにアル
ダクトン A®を追加した．バイカロン®は前述の如くループ利尿薬に分類
されることもある強力な利尿薬であり，著者は利尿薬を強いものにしたいと
きに，フルイトラン®に代えて使用することが多い．低カリウム血症は必
発といって良く，本例ではアルダクトンを併用した．**血圧コントロールがつ
かない本態性高血圧の場合，本例のように利尿薬を強いものに変更してみる
ことが，有効なことが多い**．ただし，ヘマトクリットの上昇には十分に注意
をはらう必要がある．また，サイアザイドに MR 拮抗薬を加えることから
試みることも有効である．

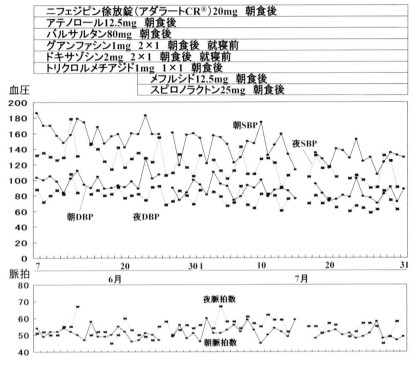

図A　症例29の家庭血圧

5　β遮断薬（βブロッカー）

■薬理作用

　β遮断薬の主たる降圧機構は，心拍出量の低下にある．薬理学の本には，β遮断薬を「キニジン様の膜安定化作用」の有無で分類しているものがあるが，この作用は通常の投与量では差が出ない作用で臨床的な分類には意味がない．臨床的には，心選択性か内因性交感神経刺激作用（ISA）を有するか，α遮断作用を併せ持つかで分類すれば十分である．降圧機序としては，心拍出量低下の他に，ISAを有するものと α_1 遮断作用を併せ持つものでは血管拡張作用が加わり，またISAを持たない薬剤はレニン分泌を抑制する．

■副作用と投与時の注意

　β遮断薬の副作用としては，徐脈・房室ブロック・喘息の悪化・脂質代謝に対する悪影響があげられる．糖尿病患者では，低血糖になったときには交感神経系が賦活化され，振戦，頻脈，発汗，血圧上昇が起こり，β_2 受容体刺激を介して肝グリコーゲンの分解が促進され，血糖は上昇する．β遮断薬が投与されていると，これらの警告反応が表に出ずに低血糖状態が見逃される可能性がある．また低血糖状態も遷延しやすい．よって治療中の糖尿病患者に β遮断薬を投与する場合には，β_1（心）選択性のものが望ましいとされる（文献1）．また β_2 受容体遮断によりインスリン分泌が低下し，末梢でのインスリン感受性も低下するとされることからも，糖尿病症例に使用する β遮断薬としては β_1（心）選択性かISAのある薬剤が望ましい（文献2）．

　また，レニン・アンジオテンシン・アルドステロン系を抑制する結果，高カリウム血症を来すこともあり，とくに変換酵素阻害薬やカリウム保持性利尿薬を併用するときには注意を要する［症例42］．交感神経系のうち β作用が抑制される結果，α優位になって，**冠攣縮が誘発されやすくなり［症例31a，b］，また褐色細胞腫の患者では却って血圧が上昇することがある**

（**paradoxical hypertension**）ので**禁忌である**．ただし褐色細胞腫例には，α と β を同程度に遮断する α β 遮断薬，例えばアモスラロール（ローガン®）は良い適応である．同様の理由から，閉塞性動脈硬化症も望ましくない適応である．

また，悪夢は頻度の高い副作用であるが，水溶性の薬剤ほど頻度は低い（脳内組織に移行しづらいため）．心拍出量を減少するために，望ましくない適応としては，アスリートがある．良い適応としては，交感神経系が賦活化されているとされる若年性高血圧，労作性狭心症，頻脈性不整脈合併例があげられる．

■ 心不全に対する少量漸増療法

心不全症例に対する β 遮断薬少量漸増投与法の有効性が確立されてきた．β 遮断薬のなかで，心不全患者の生命予後を改善する薬剤として認められているのは，カルベジロールとビソプロロールである．カルベジロールは，心不全に対し初めて保険適応を取得した薬剤である．α_1 遮断作用を併せ持つため，血管拡張作用を有すること，抗酸化作用を有することが心不全に対し効果的に働くと考えられている（文献 3）．1.25mg 錠と 2.5mg 錠は心不全に適応があるが，高血圧にはない．ビソプロロールは β_1 受容体に対する選択性が最も強い．β 遮断薬の心不全に対する有効性の機序の一つに徐拍化があることが分かってきたが，ビソプロロールは徐拍効果が強い（文献 4）．0.625mg 錠には高血圧に対して保険適応はない．また両薬剤が脂溶性であることが，心不全改善に関係しているとも報告されている（文献 5）．

■ 位置付け

β 遮断薬は，アテノロールに代表される従来の β 遮断薬では糖尿病惹起作用，臓器障害・心血管病抑制効果で他薬に劣るエビデンスがある，ということから，第一選択薬からは外されたが，主要降圧薬であることに変わりはない．心不全，虚血性心疾患，頻脈などの病態では積極的適応であり，これらの病態では第一選択薬として捉えるべきである．

　β遮断薬も Ca 拮抗薬ほどではないが，どのような症例に使用しても，ある程度の確実な降圧効果が期待される．2009 年版から，β遮断薬と利尿薬の併用は「勧められる併用」からは外されたが，脂質代謝異常に注意しつつ併用することは差し支えない，と考えている．

　妊婦に対しては，2004 年版では，プロプラノロール，メトプロロール，アテノロール，ピンドロール，ラベタロール（αβ遮断薬）が使用可能とされた．2009 年版では本文中には "β遮断薬については一般に αβ遮断薬であるラベタロールが中心的に用いられている（ガイドライン 2009, 81 頁）" と記載されているが，巻末の主要降圧薬一覧には，β遮断薬共通の禁忌として，妊婦と記載されている．2014 年版では，"$α_1$β遮断薬のラベタロールは投与可能（ガイドライン 2014, 101 頁）" と記載されており，2019 年版にはラベタロール以外の β遮断薬を使用する場合は，厳格な説明とインフォームドコンセントが必要であると記載されている（→ガイドライン 160 頁）．

【文献】

1) 梅田照久，岩岡大輔，直海晶二郎：β遮断薬の副作用，その再評価．β遮断薬と高血圧－最新の知見からみた臨床応用－（築山久一郎編），p.191-199，メディカルレビュー社，1993.
2) 東郷眞子，渡辺　毅：糖尿病，代謝疾患　1. 降圧治療法の概説．高血圧診療マニュアル（東京大学内科高血圧外来編），p.208-215，南江堂，1994.
3) Torp-Pedersen C, Metra M, Charlesworth A, et al: Effects of metoprolol and carvedilol on pre-existing and new onset diabetes in patients with chronic heart failure: data from the Carvedilol Or Metoprolol European Trial（COMET）. Heart 93: 968-73, 2007.
4) Wellstein A, Palm D, Belz GG: Affinity and selectivity of beta-adrenoceptor antagonists in vitro. J Cardiovasc Pharmacol 8: S36-40,1986.
5) Hayashi D, Yamazaki T; JACD study Investigators: Design and rationale of the Japanese Coronary Artery Disease（JCAD）Study: a large-scale, multicentered prospective cohort study. Jpn Heart J 45: 895-911, 2004.

症例 **30**

β遮断薬により心不全を来した症例

- ●症　例：70歳代後半，女性.
- ●経　過（図A）：糖尿病にてインスリン治療中で，心筋梗塞の既往があり，冠動脈バイパス手術を受けている．ニフェジピン徐放錠（アダラートL®）40mgとメフルシド（バイカロン®）25mgの併用で降圧不良（196/100mmHg）のために，当時発売されたばかりのアテノロール（テノーミン®）50mgを加えたところ，1週間後に全身浮腫・起坐呼吸の状態で救急来院した．降圧（140/100mmHg）していたが，徐脈傾向（52/分）で著明な心拡大と両側胸水を認めた（図B）．テノーミン®投与前のCTRは，46.7％で正常であった（図C）．本例では，入院後アテノロールを中止し代わりの交感神経系抑制薬としてαメチルドパを投与し，アダラートL®，ループ利尿薬（フロセミド），亜硝酸薬の併用で良好な血圧調節が得られた.

【解説】心機能低下例に，心選択性の切れ味の良いβ遮断薬を高用量投与して，心不全を誘発した症例である.

　β遮断薬を投与している症例の場合に限らないが，**医師として習慣づけるべきなのは，脈拍の測定**である（10秒測定して6倍して可，12×6とか15×6とか記載しておく）．循環器を専門とする医師であっても，血圧は測定していても，脈拍を測定していないことが意外に多い．脈拍の減少（一般的には55ないし60/分）を認めたならば，投与中のβ遮断薬の中止・減量・変更を念頭に入れるべきである．本例においても，救急外来を受診するまでは脈拍は測定されていなかった.

　テノーミン®は当初50mg錠のみ発売されたが効果が強力で，その後25mg錠が加わった．著者の経験では，他剤との併用投与ではあるが12.5mg，症例によっては8～10mg（アテノロールドライシロップ®を使用

すると粉砕する必要がなく，微調節可能である）の投与で十分降圧される症
例がある．

　低心機能例には，カルベジロールまたはビソプロロールを少量から投与す
るべきで，高齢者にはこの 2 剤の他，脈拍の低下が来しにくく，心機能抑制

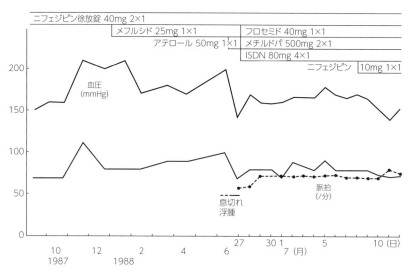

図 A　症例 30 の経過

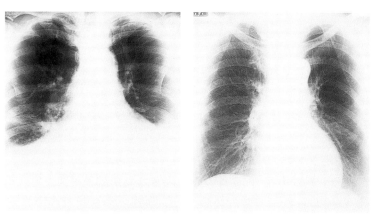

図 B　救急受診時の胸部 X 線写真　　図 C　テノーミン投与前の胸部 X 線写真

も弱い内因性交感神経刺激作用（ISA）を有する薬剤を選択することも有用である．ISA を併せ持つ薬剤の方が血管拡張作用を有するために降圧効果が強いとする報告もあるが，著者の経験では，心選択性で ISA（−）の薬剤の方が降圧効果は強い．なお本例は，7 年後の 82 歳まで生存した．

症例31a,b　**β遮断薬により冠血管攣縮を誘発したと考えられる症例**

【症例31a】

- ●患　者：60 歳代後半，男性．
- ●既往歴：47 歳より高血圧として加療を受けていた．
- ●嗜　好：酒，1 合 / 日．喫煙，20 本 / 日．
- ●現病歴：高血圧として加療中のところ，199＊年 5 月 10 日起床時にふとんの中で胸痛を自覚し，1 分間程持続した．以後，深夜から早朝にかけ 1 日に 5 〜 6 回の胸痛発作が出現するようになり近医に入院した．その後も改善なく当院に転入院したが，入院当日初めて夕方に胸痛が発現，心電図上前胸部で ST 上昇を認めた（図 A）．ニトロール® 舌下錠にて改善したが，不安定狭心症として緊急冠動脈造影を施行した．前医の投与薬剤の中には，利尿薬（メチクラン 150mg），Ca 拮抗薬（ニフェジピン徐放錠 20mg），ACE 阻害薬（エナラプリル 5mg）の他に，αβ遮断薬であるアモスラロール（ローガン®）が含まれていた．冠動脈造影上は，左前下行枝に 75%狭窄を認めた（図 B）．ST 上昇という所見は冠動脈がほぼ完全に閉塞しないと表れない所見であり，狭窄部位に血管攣縮を来して胸痛発作が発現した，と推測された．アモスラロールを中止し，2 週間後にトレッドミルテストを施行したところ，Bruce Ⅲ まで虚血性変化無く運動可能であり，退院となった．本例は結局，半年後に冠動脈狭窄の増強を認め，冠動脈バイパス手術を施行した．

【症例31b】

- ●**患　者**：60歳代前半，男性.
- ●**既往歴**：2年前より高血圧として加療. アムロジピン5mg, アロチノロール（アルマール®）5mgを内服中.
- ●**嗜　好**：酒, 1合/日. 喫煙, 20本/日. 20年.
- ●**現病歴**：近医にて高血圧として加療中のところ, 1年前の春より労作時に胸部重苦感を自覚するようになった. 心臓カテーテル検査を勧められるも, 仕事（農業）が忙しく承諾せず. 農閑期になり来院した.
- ●**経　過**：200＊年2月＊日, 心臓カテーテル検査を施行. コントロール造影では冠動脈には狭窄を認めず. マレイン酸メチルエルゴメトリン32μg冠動脈注入により右冠動脈にスパズムが誘発され完全閉塞（図C）となり胸痛が出現し, 心電図上Ⅱ, Ⅲ, aVF誘導にST上昇がみられた. 以上より, 血管攣縮性狭心症と診断した.

【解説】

　［症例31a, b］はβ遮断薬により冠血管の攣縮が誘発されやすくなっていたと考えられた症例である. アモスラロールは, α遮断作用とβ遮断作用がほぼ同等で, β遮断作用がα遮断作用の8倍であるアロチノロール（アルマール®）やカルベジロール（アーチスト®）に比し, 血管攣縮は誘発されにくいはずであるが, 基本的にはβ遮断薬としての注意が必要である.

　血管攣縮性狭心症は日本人に多い疾患であるが, 早朝胸痛を生じるような症例には, β遮断薬投与は避けたほうが無難である. ガイドラインには, "血管攣縮性狭心症にはβ遮断薬の投与は注意"とだけ記載され（→ガイドライン77頁, 表5-1), "冠攣縮性狭心症例に用いる場合は, Ca拮抗薬と併用する"（→ガイドライン85頁）と記載されている. またβ₁選択性の薬剤なら心配ない, という報告もあるが, 血管攣縮性狭心症は突然死の原因疾患の1つであり, また極めて難治な症例も珍しくないことから, 著者は血管攣縮性狭心症が疑われる症例にはβ遮断薬は投与していない.

　なお，αβ遮断薬のなかで褐色細胞腫に適応があるのは，アモスラロールとラベタロール（トランデート®，α・β遮断比1対3）のみである（＊1）．これはα・β遮断比から考えれば当然のことであろう．

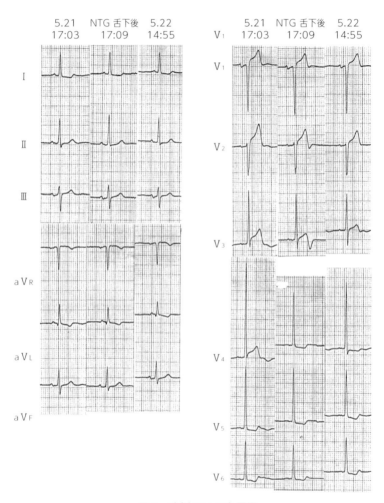

図A　症例31aの心電図

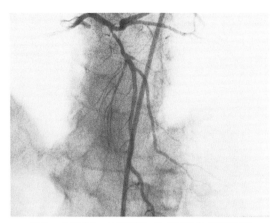

図 B　症例 31a の冠動脈（左冠動脈）造影所見

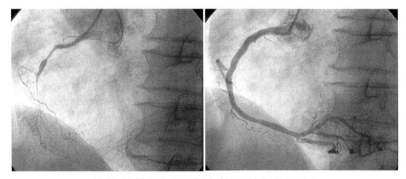

図 C　症例 31b の冠動脈（右冠動脈）造影所見
（左：マレイン酸メチルエルゴメトリン冠動脈注入後，右：ニトロール注入後）

＊1　褐色細胞種を疑ってカテコラミンを測定するときに，ラベタロールは測定値を修
　　飾する可能性がある．メチルドパも影響するとされるが，アモスラロールは影響を
　　及ぼさないとされる．

症例 32 β遮断薬により悪夢を生じた症例

- **患　者**：30歳代後半，男性．
- **経　過**（図A）：糖尿病と慢性腎炎の合併例．ニフェジピン徐放錠（アダラートL®），塩酸メチクラン（アレステン®）併用で降圧不十分であったため，カルテオロール（ミケラン®）を追加した．2ヵ月後の外来受診時に"悪い夢を見てよく眠れない"との訴えあり，ミケラン®の副作用である可能性が高いと考え，水溶性が高く悪夢を来しにくいとされているアテノロール（テノーミン®）に変更した．その後，悪夢は消失し降圧も十分となったが，40台の徐脈となったためにテノーミン®は中止した．結局アダラートL®とクロニジン（カタプレス®）の併用にて良好な血圧調節が得られた．

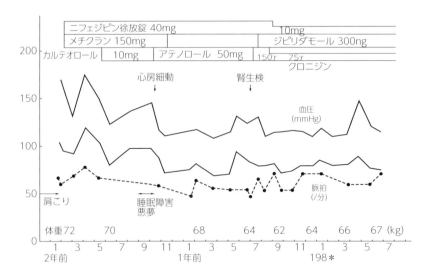

図A　症例32の経過

【解説】悪夢は β遮断薬投与症例に時にみられる副作用である. ふつう患者は, 悪夢を薬のためとは考えないので, β遮断薬投与中の患者には, 医師の方から問うてみる必要がある. **親油性の薬剤は脳への移行が大きく悪夢を来しやすく, 親水性の薬剤は少ない**とされる. 親油性の薬剤としては, メトプロロール（ロプレソール®）, ラベタロール（トランデート®）, アロチノロール（アルマール®）があり, 親水性としては, アテノロール（テノーミン®）がある. カルテオロールも親水性に分類されるが, 心選択性の薬剤の方がいっそう中枢性の副作用が少ないとされる.

症例 33
β遮断薬とジヒドロピリジン系 Ca 拮抗薬の併用で 良好な血圧調節が得られた若年男性の本態性高血圧症例

- ●患　者：20 歳代後半, 男性.
- ●経　過（図A）：腎血管造影などにて異常を認めず, 本態性高血圧と診断した症例である. 高脂血症・耐糖能異常・肥満を合併している. 頻脈を伴っているのが特徴である. β遮断薬（テノーミン® 50mg）に加え, ニフェジピン徐放錠（アダラートL® 40mg）を併用し, 長期にわたり良好な血圧調節が得られた. 43 歳となった時点でも通院中で血圧は, テノーミン® 25mg とアダラートL® 10mg の併用で 120 〜 136/82 〜 84mmHg 程度と良好なコントロールが得られている.

【解説】 若年発症の本態性高血圧においては, 交感神経系が亢進している時期があるとされる. 本例は家庭での測定にても頻脈を呈しており, 交感神経系の機能亢進があると考えられる. β遮断薬は効果が期待できるが, 本例ではジヒドロピリジン系 Ca 拮抗薬と併用した. 効果が確実に得られるジヒドロピリジン系 Ca 拮抗薬と β遮断薬の併用は相乗効果が期待され, さらに**ジヒドロピリジン系薬による頻脈と β遮断薬による徐脈という副作用が相殺され, 理にかなった組み合わせであり**著者は好んで使用してきた. 薬物は作

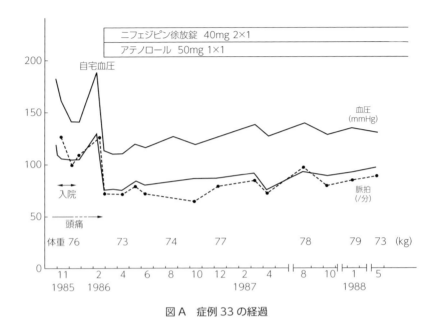

図A　症例33の経過

用の異なるものを少量ずつ組み合わせるというのが原則であり，この2剤の
併用が良い見本である．

　交感神経の亢進は年齢と共に低下するといわれ，本例においても年齢を経
るにつれ降圧薬の減量が可能であった．

症例
34

ISA を有する β遮断薬により，筋攣縮を来した症例

- ●**患　者**：40歳代後半，女性．
- ●**経　過**(図A)：右低形成腎(または萎縮腎)を合併している．テノーミン®
  50mg の投与で，ある程度降圧していたが，階段を昇ったときなどに息
  切れが生じたので（体動時に心拍出量の増大が伴わないこと，および気
  管支が狭窄する可能性が推測される），ISA を有する β遮断薬であるピン

ドロール（ブロクリンL®）に変更した．投与後，「筋肉がピクピクして
だめだ」との訴えあり．ISA（＋）のβ遮断薬の副作用である筋攣縮と考
え，中枢性交感神経抑制薬であるグアンファシン（エスタリック®）に
変更したところ，筋攣縮は消失した．

【解説】ISA を有する **β遮断薬の特徴的な副作用に筋攣縮と CK 上昇**がある．
筋攣縮は，腓腸筋痙直（こむらがえり）として表れることもある（文献 1）．
本例では筋攣縮と同時に顔面紅潮も訴えたが，ISA による血管拡張作用から
来た可能性がある．

　なお，本系統の薬剤による副作用に限らず，こむら返りには漢方薬（芍薬
甘草湯）が著効を呈する場合があり（適応症として，急激に起こる筋肉の痙
攣を伴う疼痛），夜間に起こる場合には，1 包を就寝前に内服してもらって
いる．また，透析中に誘発される下肢痙攣にも有用であり，透析前の内服，
あるいは起きそうになった時の屯用でも効果がある．

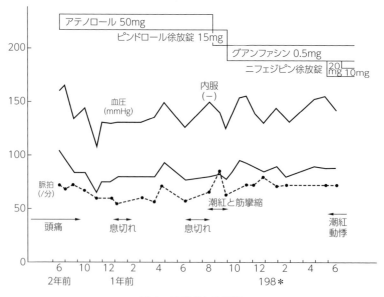

図A　症例 34 の経過

【文献】

1）梅田照久，岩岡大輔，直海晶二郎：β遮断薬の副作用，その再評価．β遮断薬と高血圧－最新の知見からみた臨床応用－（築山久一郎編），p.191-199，メディカルレビュー社，1993.

症例35　β遮断薬により気管支炎による呼吸困難を悪化させた症例

●**患　者**：61歳，男性．

●**経　過**（図A）：テノーミン®とアダラートL®の併用でほぼ良好に降圧していたが，外来受診時に"風邪を引いて息が苦しい"との訴えあり，肺ラ音を聴取した．病歴を聞き直すと，風邪をひくとよくゼロゼロする由．β遮断薬により気管支の狭窄・スパズムを来していた可能性があり，テノーミン®を中止したところ改善した．

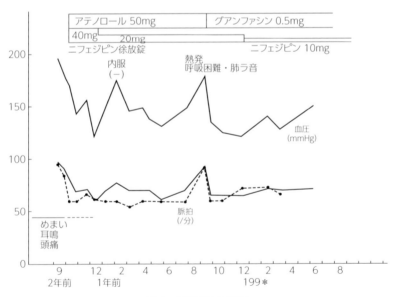

図A　症例35の経過

【解説】気管支平滑筋では，β_2 受容体を介して気管支拡張反応が生じている．全ての β 遮断薬は気管支喘息には禁忌である．慢性閉塞性肺疾患（COPD）には禁忌とはならず，慎重投与とされる（→ガイドライン 77 頁，表 5-2）．COPD に対し使用する場合には，心臓血管系における β_1 受容体を選択的に遮断する β_1 遮断薬（ビソプロロール，メトプロロール，アテノロール）を慎重に投与することが勧められる．しかし β_1 選択性の薬剤を使用した場合でも本例のように症状を悪化させることもありうる．本例または前症例の如く，β 遮断薬が使用しづらい症例で交感神経系を抑制したいときには，メチルドパやクロニジンなどの中枢性交感神経抑制薬がよい適応となる．

症例
36

妊婦に安全とされる薬剤を組み合わせて妊娠・出産に導いた高血圧症例

- **患　者**：30 歳代後半，女性．
- **合併症**：右副腎偶発腫（ACTH 低値なるもサブクリニカルクッシングの診断基準には合致せず，デキサメサゾン 1mg 投与後，コルチゾール 1.2 μg/mL に低下）．
- **経　過（図 A）**：26 歳時，妊娠中毒症にて帝王切開，血圧 178〜180mmHg に上昇したが，出産後は 130/80mmHg 程度で経過していた．2007 年 3 月不妊のために某院を受診したところ，高血圧（168/98mmHg）を指摘され紹介受診した．血圧 170/120mmHg，アムロジピン 5mg を内服開始，二次性高血圧スクリーニングにて右副腎偶発腫が発見されるも，非機能性と診断された．挙児希望強く，アムロジピンをアテノロールとカタプレス® の併用に変更し，血圧を 130/80mmHg 台にコントロールした．変更 15 週後，妊娠 2 ヵ月と判明，以後血圧調節は良好で早朝血圧も 110〜130/60〜80mmHg 台で経過していたが，妊娠 30 週以降血圧は上昇し，33 週では病院血圧 170/110mmHg，早朝血圧 140/86mmHg となり入院とした．一時 204/110mmHg に上昇したが，ペルジピン®

点滴静注下，37週3日目に帝王切開にて2305gの正常男児を出産した．
出産後はアムロジピンを追加し次第に血圧は低下，7ヵ月後にはアムロ
ジピン5mgのみ内服している．妊娠経過中，蛋白尿は認めなかった．

【解説】　妊婦にも安全に投与できる薬剤としては，古典的にはメチルドパと
ヒドララジンがあるが，両者ともに降圧効果は弱い．2004年版には安全に
使用できる薬剤としてクロニジンの他，β遮断薬（プロプラノロール，メト
プロロール，アテノロール，ピンドロール），αβ遮断薬としてラベタロー
ルが加わり（本書第4版，35頁）心強かったが，2009年版には何故か，"β
遮断薬については一般にαβ遮断薬であるラベタロールが中心的に用いら
れる"，とだけ記載されている．これはラベタロールが妊婦に対して欧米で
よく使用されており，大きな問題がないという経験的なエビデンスによるも
ので（＊1），他のβ遮断薬に新たな不都合が見つかったからではないよう
である．著者としては，ラベタロールで降圧不十分な場合には，インフォー

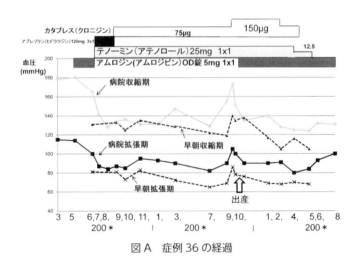

図A　症例36の経過

＊1　DIには妊婦に対しては治療上の有益性が危険性を上回ると判断される場合に投
　　与と記載されている．

ムドコンセントをとったうえで，十分な観察をしながら他の β 遮断薬に切り
替えることも可能と考える．本例ではアテノロールを使用したが，著者は，
一般的に β 遮断薬は妊婦に投与して安全と認識している．Ca 拮抗薬について
は，従来日本では催奇形性のため妊婦には禁忌とされてきたが，欧米のガイ
ドラインでは安全とされている．少なくとも胎児の臓器形成に問題がなくな
る中期以降の投与は安全で，2014 年版から，妊娠 20 週以降の長時間作用型
ニフェジピンは使用可能とされた．

　産婦人科診療ガイドライン産科編 2017 では，ニフェジピン（妊娠 20 週未
満），ニカルジピン（経口錠），アムロジピンについては，有意な胎児への影
響はないとしている．

　他方，**ARB および ACE 阻害薬は胎児に羊水過少症，腎不全，成長障害な
どをもたらすことが報告され，禁忌**とされているが，妊娠第 1 三半期の使用
は問題ないとされている．また利尿薬は，循環血漿量が低下しているとされ
る妊娠高血圧症候群の病態を悪化させる可能性があり，使用しない方が望ま
しいとされる（41 頁，ワンポイントレクチャー参照）．

6 α₁遮断薬（α₁ブロッカー）

　代表的な薬剤として，短時間作用型としてプラゾシン（ミニプレス®），
長時間作用型としてドキサゾシン（カルデナリン®）がある．シナプス後 α₁
受容体を遮断し，血管を拡張する．

■ 副作用

　めまい・たちくらみ・起立性低血圧が代表的なものである．最初の 1 錠を
内服した後に，過度の降圧を生じるという α₁ 遮断薬特有の注意すべき副作
用があり〔**ファーストドーズ・フェノミナン first dose phenomenon** とよば
れる〕，とくに短時間作用型のプラゾシンでは注意を要する（文献 1）．

■位置付け

利点としては，代謝に対する悪影響がないこと，**前立腺肥大症による排尿障害に有効**である（ミニプレス®が保険適応）ことがある．膀胱頚部平滑筋の緊張は，主として α_1 受容体を介するが，前立腺肥大症では膀胱緊満時に同部の弛緩が不十分で，尿閉を生じる．α_1 遮断薬は，同部を弛緩させ排尿を容易にする（文献2）．他の降圧薬（ACE インヒビター・ARB を除く）と異なり勃起不全は少ないとされ（0.6%），むしろ勃起障害を改善しうるともされている（副作用の一つとして大量投与したときの持続勃起あり）．

最近よく話題にされるモーニング・サージ（＊1）には，長時間作用型のドキサゾシン（カルデナリン®）の就寝前投与が有効な症例がある（文献3）．ドキサゾシンは白衣高血圧にも有効で，さらに血圧の変動性を抑制するとされている．

欠点としては，降圧効果が弱いことで，単剤で良くコントロールされたというような症例は稀である．

■注意点

勃起不全治療剤である PDE5 阻害薬バルデナフィル（レビトラ®）とシルデナフィル（バイアグラ®）は，低血圧を来したとの報告があり，PDE 阻害薬と併用する場合には，低容量から開始し，慎重に用量調節を行う（→ガイドライン 270 頁）．

【文献】

1) Graham RM, Thornell IR, Gain JM, et al: Prazosin: the first-dose phenomenon. Br Med J 2: 1293-1294, 1976.
2) 平田恭信：薬物療法．5.α遮断薬，$\alpha\beta$遮断薬．高血圧診療マニュアル（東京大学内科高血圧外来編），p.131-136，南江堂，1994.

＊1 早朝，起床時にカテコラミンを中心とする昇圧ホルモンが一気に上昇し，血圧を上昇させる現象．血液凝固能も亢進し，不整脈も生じ易くなる．脳血管障害・心筋梗塞・突然死などが早朝に多い理由とされる（☞ p.200）．

3) Wakiyama T, Moroe K, Miyoshi K, et al: Effect of an α1-adrenergic blocking agent Doxazosin, given before bedtime in addition to a Ca-antagonist, Amlodipine, on morning surges in blood pressure and heart rate variability in hypertensive patients. Med Bull Fukuoka Univ 26: 91-96, 1999.

症例 37 α1 遮断薬によるファーストドーズ・フェノミナンと思われた症例

● **患　者**：70 歳代後半，女性.

● **経　過**（図 A）：心筋梗塞の既往があり，多剤併用によっても降圧不十分で変動が大きく，特に早朝に高くなることがある.カルデナリン® 4mg を就寝前に内服としたところ次の朝に過度に降圧し，日中いっぱい低下していた.2 日間カルデナリン® 内服を中止し，2mg に減量して投薬を再開したところ，適度な降圧が得られるようになった.

【解説】α1 遮断薬で最初に発売されたプラゾシンの添付文書には，投与初期または用量の急増時に過度の降圧を生じることがあることが明記されている.長時間作用型のドキサゾシンではこの現象は少ないとされているが，注意は必要で，**添付文書には 0.5mg より投与を開始し，効果が不十分の場合には 1 ～ 2 週間の間隔をおいて 1 ～ 4mg に増量するように記載**されている.本例でも，いきなり 4mg 投与でなく少量から漸増するべきであった.当院には 2mg 錠のみ採用されているが，著者は現在初回の内服量は 1mg としている（患者には，「最初の 1 回は半分にして服用してください」と指導している）.初回投与が就寝前の場合，問題無いようである.

　ファーストドーズ・フェノミナンが起きたときの対応のしやすさから，初回内服は朝ではなく，夕方にするべきである（過度の降圧が出勤時などに生じた場合に対処しがたい）とする考えもある.稀ではあるが，α1 遮断薬投与時に"一服のんだら気持ち悪くなって，のむのをやめた"という症例を経験するが，ファーストドーズ・フェノミナンである可能性がある.

　α₁遮断薬は起立性低血圧を来しやすいので，**高齢者・糖尿病性神経障害の症例では，特に注意が必要で立位血圧をあわせて測定する**ことが勧められる（文献1）.

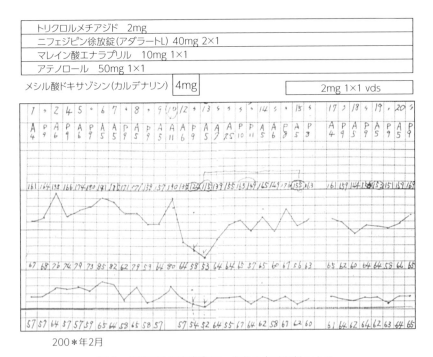

図A　症例 37 の家庭血圧　患者の自己記録による.

【文献】

1) 藤田敏郎, 島本和明：ガイドラインにおける α₁ 遮断薬の位置づけ. Pharma Medica 18: 2-8, 2000.

7 MR（ミネラルコルチコイドレセプター）拮抗薬

　ガイドラインの2014年版では，アルドステロン拮抗薬と分類されていたが，昇圧に重要なのはミネラルコルチコイド受容体の活性化であることから，2019年版からは，MR（ミネラルコルチコイド受容体）拮抗薬という名称が使われるようになった（ワンポイントレクチャー参照）．

　従来から使用されているスピロノラクトン（アルダクトン®）にエプレレノン（セララ®）が加わり，さらに2019年5月からエプレレノンに比較して禁忌の縛りが緩いエサキセレノン（ミネブロ®）が使用可能となった．またエプレレノンの保険適応に心不全が加わり，MR拮抗薬は新たな発展が期待される．

ワンポイントレクチャー　　MR関連高血圧

　原発性アルドステロン症（PA）のように高アルドステロン血症を来さなくとも，MRが活性化され高血圧を来している病態が明らかにされてきた．血中アルドステロン濃度に関わらず，**MR拮抗薬により著明に降圧する高血圧を柴田らはMR関連高血圧と定義している**．高アルドステロン血症を伴う病態としては，PAの他，アルドステロン関連高血圧（アルドステロン・レニン比，血漿アルドステロン値が高値でありながらPAでない病態），アルドステロンブレークスルー現象，睡眠時無呼吸症候群などが含まれ，正常アルドステロン濃度の病態には肥満，糖尿病，慢性腎臓病，多嚢胞性卵巣症候群などが含まれる（文献14）．

■薬理作用

　アルドステロンの昇圧機序は，腎臓の遠位尿細管におけるNa再吸収促進による体液量の増加と血管に対する直接の収縮作用による（文献1）．また

アルドステロンは心筋線維化，リモデリング，血管障害，内皮機能不全など
の作用を有し，心臓，腎臓，脳に対して直接に臓器障害を引き起こすことが
明らかにされた（文献 2）．アルドステロンを過剰分泌している原発性アル
ドステロン症では，心血管疾患，腎障害の合併頻度が多いことも示されてい
る（文献 3）．MR 拮抗薬は降圧効果だけではなく，アルドステロンによる
臓器障害を改善させる効果が期待される．

■ スピロノラクトンとエプレレノンの違い

　古典的なアルドステロン拮抗薬であるスピロノラクトンは，RALES 試験
において重症心不全患者の予後を改善することが明らかにされた（文献 4）．
　スピロノラクトンはプロゲステロン受容体をはじめ性ホルモン受容体とも
結合するために，男性においては女性化乳房 [巻頭写真/症例 38]・勃起不
全，女性においては過多月経等の副作用を発現し，とくに男性において使用
しにくい薬剤であった．エプレレノンは，構造式の違いから性ホルモン受容
体とは結合せず，女性ホルモン様作用を発現しない（文献 5）．RALES 試験
でのスピロノラクトンの女性化乳房の発現頻度は 9.1 ％だったのに対し，エ
プレレノンについては 0.5 ％と報告されている（EPHESUS 試験）（文献 4, 6）．
　エプレレノンは心筋梗塞後の左室機能不全または心不全患者を対象とした
EPHESUS 試験において予後を改善することが明らかにされ，特に高血圧合
併患者で改善効果が著明であったとしている（文献 6）．降圧効果については，
レニン活性によらず効果を発現し，むしろ低レニン群で降圧効果が大きいこ
とが示された．塩分摂取量が多く，低レニン症例の多い本邦では降圧効果が
期待される（文献 7）．
　スピロノラクトン，エプレレノンに共通した副作用としては，高カリウム
血症があり，当然のことながら腎機能障害においては注意が必要である [症
例 42]．特にエプレレノンにおいて強調され適応が厳しくされており，高血
圧に対する保険適応では，糖尿病性腎症，中等度以上（クレアチニンクリア
ランス 50mL/分未満）の腎機能障害症例には禁忌とされる（表 1）．臓器障
害の改善が期待される薬剤でありながら，この縛りは厳しすぎて投与しづら

表1 スピロノラクトン，エプレレノン，エサキセレノンの比較（添付文書より）

	スピロノラクトン	エプレレノン		エサキセレノン
適応症	高血圧 心不全（心性浮腫） 腎性浮腫 肝性浮腫 特発性浮腫 原発性アルドステロン症	高血圧 （25, 50, 100mg 錠）	慢性心不全 （25mg, 50mg 錠）	高血圧
禁忌	無尿・急性腎不全 高カリウム血症 アジソン病	高カリウム血症 （5.0mEq/L 以上） **腎機能障害** **CCr30mL/ 分未満** 重度肝機能障害 （Child-Pugh クラスC 以上） 微量アルブミン尿または蛋白尿を伴う糖尿病患者 中等度以上の腎機能障害（CCr50mL/ 分未満）		高カリウム血症 （5.0mEq/L 以上） eGFR 30mL/ 分未満 〔慎重投与〕 中等度の腎機能障害 eGFR 30mL/ 分以上 アルブミン尿または蛋白尿を伴う糖尿病患者
併用禁忌	タクロリムス（プログラフ） （K 上昇） MR 拮抗薬ミトタン（オペプリム） （ミトタン作用増強）	カリウム保持性利尿薬 MR 拮抗薬 トリアムテレン（トリテレン） カンレノ酸カリウム（ソルダクトン） イトラコナゾール（イトリゾール） リトナビル（ノービア） ネルフィナビル（ビラセプト） （エプレレノン血中濃度上昇） K 製剤（高血圧）		カリウム保持性利尿薬 MR 拮抗薬 トリアムテレン（トリテレン） カンレノ酸カリウム（ソルダクトン） K 製剤（高血圧）
投与量	1 日 50 〜 100mg	50mg から開始，100mg まで	25mg から開始，血清K に注意し4 週以降に50mg へ増量 腎機能低下例は隔日25mg から開始，25mg/ 日まで	1 日 2.5mg から開始 5mg まで
半減期	長い，血漿中消失は 2 相性（α相 1.8 時間，β相 11.6 時間）	短い（5 時間）		長い，18.6 時間

かった．新しく発売されたエサキセレノンは縛りが緩く糖尿病性腎症にも使用可能である（後述）．

　エプレレノンは欧米では心不全患者に多く使用されてきたが，本邦でもようやく保健適応となった．

■治療抵抗性高血圧に対する有用性

　治療抵抗性高血圧においてスピロノラクトン少量投与が極めて有用であることが報告されている．Nishizaka らは，難治性高血圧 76 例（うち原発性アルドステロン症 34 例）にスピロノラクトン 12.5 〜 25mg（50mg まで）を追加投与すると，血圧は 6 週後には 21 ± 21/10 ± 14，6 ヵ月後には 25 ± 20/12 ± 12mmHg 低下し，しかも原発性アルドステロン症の有無に関わらなかったとしている（文献 8）．

　エプレレノンも難治性高血圧に有用である．難治性本態性高血圧 7 例にエプレレノンを 25 〜 50mg，朝食後追加投与した著者らの成績では，病院血圧は 157/92mmHg から 126/80mmHg に，早朝血圧は 145/86mmHg から 133/82mmHg へと著明に低下し，最終的に 3 例で他剤を中止している（図1, 2）（文献 9）．本邦で 394 例を対象に行われた後ろ向き研究でも，セララ® 追加投与 12 ヵ月後の血圧は 146.6 ± 20.0/81.4 ± 13.6mmHg から 129.9 ± 14.8/74.0 ± 10.7mmHg（収縮期 − 16.7mmHg，拡張期 − 7.4mmHg）と著明に低下し，投与開始時の血圧レベルが高いほど降圧効果が大きかったとしている（文献 10）．

　しかしエプレレノンはスピロノラクトンに比し降圧効果は弱い（文献 9）．原発性アルドステロン症では，投与量上限の 100mg 投与しても十分な血圧コントロールが得られない症例もある．

　ACE 阻害薬や ARB を長期に投与すると，一部の症例では血中アルドステロン濃度が再び上昇し（アルドステロンブレイクスルーと呼ばれる），この群では臓器障害の改善が減弱することが報告されている（文献 11 〜 13）．MR 拮抗薬はこのような病態でも，レセプターレベルでアルドステロンの作用に拮抗し，臓器障害を改善すると考えられる．

　MR 拮抗薬の難治性高血圧に対する有用性も，アルドステロンブレイクスルーに拮抗することが一因と考えられている．

■新しい MR 拮抗薬エサキセレノンについて

　エサキセレノンは非ステロイド骨格を有する新しいタイプの選択的 MR 拮

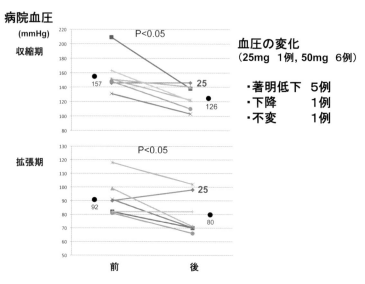

図1　難治性高血圧（エプレレノン追加7例）の病院血圧

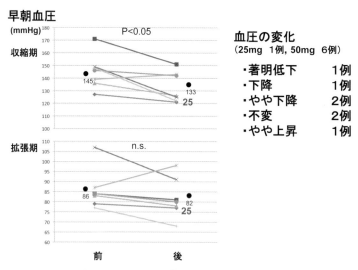

図2　難治性高血圧（エプレレノン追加7例）の早朝血圧

抗薬で，他のステロイドホルモン受容体と比べて MR 選択性が 1,000 倍以上高い（文献 15）．スピロノラクトンの有する女性化乳房や勃起不全，過多月経などの副作用はない．1,001 例の本態性高血圧を対象とした国内第Ⅲ相試験（ESAX-HTN）において，エサキセレノン 2.5mg の降圧効果はエプレレノン 50mg に対し非劣勢が示され，5mg 投与でさらに良好に降圧し用量依存性が示された．さらに中等度の腎機能障害を合併した高血圧患者およびアルブミン尿を有する 2 型糖尿病を合併した患者についての国内第Ⅲ相試験において，RA 系阻害薬との併用下で低用量から漸増投与することにより降圧効果が示された．尿中アルブミン / クレアチニン比（UACR）は投与 12 週後に中等度腎機能障害合併患者において 28.6%，2 型糖尿病患者で 35.3% 減少した（第一三共株式会社，承認時評価資料より）．

　慎重投与ではあるが，中等度の腎機能障害（eGFR 30mL/ 分以上）およびアルブミン尿または蛋白尿を伴う糖尿病患者に投与できることから，今後広く使用されることが期待される．

【文献】

1) Gomez-Sanchez CE, Gomez-Sanchez EP: Role of central mineralocorticoid receptors in cardiovascular disease. Curr Hypertens Rep 3: 263-9, 2001.
2) Struthers AD, MacDonald TM: Review of aldosterone- and angiotensin II-induced target organ damage and prevention. Cardiovasc Res 61: 663-70, 2004.
3) Nishimura M, Uzu T, Fujii T, et al: Cardiovascular complications in patients with primary aldosteronism. Am J Kidney Dis 33: 261-6, 1999.
4) Pitt B, Zannad F, Remme WJ, et al: The effect of spironolactone on morbidity and mortality in patients with severe heart failure. Randomized Aldactone Evaluation Study Investigators. N Engl J Med 341: 709-17, 1999.
5) Delyani JA, Rocha R, Cook CS, et al: Eplerenone: a selective aldosterone receptor antagonist（SARA）. Cardiovasc Drug Rev 19: 185-200, 2001.
6) Pitt B, Remme W, Zannad F, et al: Eplerenone, a selective aldosterone blocker, in patients with left ventricular dysfunction after myocardial infarction. N Engl J Med 348: 1309-21, 2003.
7) Flack JM, Oparil S, Pratt JH, et al: Efficacy and tolerability of eplerenone and losartan in hypertensive black and white patients. J Am Coll Cardiol 41: 1148-55,

2003.

8) Nishizaka MK, Zaman MA, Calhoun DA: Efficacy of low-dose spironolactone in subjects with resistant hypertension. Am J Hypertens 16: 925-30, 2003.

9) 後藤敏和，鈴木恵綾，深瀬幸子：難治性高血圧症と原発性アルドステロン症に対するエプレレノンの有用性について．第32回日本高血圧学会学術集会抄録集，p.297，2009年10月2日大津市.

10) 宮川政昭，今井　潤，浦田秀則，他：高血圧実地臨床におけるエプレレノン多施設共同後ろ向き研究「READY-S：the research to substantiate the practical conditions of hypertension treatment with eplerenone（SELALA）」の報告．血圧19：477-483，2012.

11) Staessen J, Lijnen P, Fagard R, et al: Rise in plasma concentration of aldosterone during long-term angiotensin II suppression. J Endocrinol 91: 457-65, 1981.

12) Sato A, Saruta T: Aldosterone escape during angiotensin-converting enzyme inhibitor therapy in essential hypertensive patients with left ventricular hypertrophy. J Int Med Res 29: 13-21, 2001.

13) Sato A, Hayashi K, Naruse M, et al: Effectiveness of aldosterone blockade in patients with diabetic nephropathy. Hypertension 41: 64-8, 2003.

14) Shibata H, Itoh H: Mineralocorticoid receptor-associated hypertension and its organ damage: clinical relevance for resistant hypertension. Am J Hypertens 25: 514-523, 2012.

15) Arai K, Homma T, Morikawa Y, et al: Pharmacological profile of CS-3150, a novel, highly potent and selective non-steroidal mineralocorticoid receptor antagonist. Eur J Pharmacol 761: 226-234, 2015.

症例
38

スピロノラクトンが著効を呈した特発性アルドステロン症例

- ●患　者：40歳代前半，男性．特発性アルドステロン症（IHA）.
- ●経　過（図A）：健康診断で高血圧を指摘され初診．血圧176/104mmHg，PAC 242pg/mL，PRA 0.1ng/mL/時．CT検査にて両側副腎に腫瘍を認めず．特発性アルドステロン症と診断された（微少腺腫は否定できず）．Ca拮抗薬（アムロジン®）とARB（ブロプレス®）の併用で降圧不良でスピロノラクトン（アルダクトンA®）を25mg併用すると著明に血

圧が低下した．しかし女性化乳房を発現しアルダクトンの投与を中止した．中止により血圧は再上昇し，アテノロールに加え，2008 年以降エプレレノン（セララ®）25 → 50mg を投与し良好な血圧調節を得ている．初診から 14 年目の 2014 年 5 月，セララ® 100mg，2 × 1，朝，就寝前，カルブロック® 8mg，アダラート CR® 10mg，ロサルタンカリウム錠 50mg，1 × 1 就寝前，投与で病院血圧は，座位 118/85mmHg，朝の家庭血圧平均値は 122.8/90mmHg とコントロールされ血清カリウムは 4.5mEq/L である．

【解説】MR 拮抗薬であるスピロノラクトンは，原発性アルドステロン症の治療薬である．本例では副腎に腺腫を認めず IHA と診断したが，スピロノラクトンが奏功した．しかし**スピロノラクトンは長期に使用していると男性では高率に女性化乳房を発現する**（巻頭カラー参照）．エプレレノンには女性ホルモン様作用は認めない．

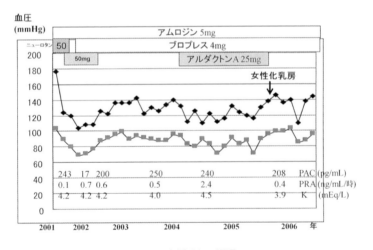

図A　症例 38 の経過

症例39 **エプレレノンが著効を呈した原発性アルドステロン症例**

- **患　者**：50歳代後半，女性．原発性アルドステロン症．
- **経　過**（図A）：5年来高血圧として加療中．乳癌術後，化学療法中．
  フォローCTにて左副腎偶発腫（径17mm）が発見され，原発性アルド
  ステロン症と診断された（PRA 0.2ng/mL/時，PAC 181pg/mL）．
  ARB（オルメサルタン）とCa拮抗薬（アダラートCR®）の併用にて
  降圧不良のために，エプレレノン（セララ®）を追加投与（25 → 50mg）
  したところ良好な血圧調節が得られた．血清カリウムも3.5から3.9mEq/L
  に上昇した．

【解説】MR拮抗薬のスピロノラクトンは原発性アルドステロン症の特効薬
であるが，女性ホルモン作用を有し乳癌の予後には好ましくない影響を与え
うる．エプレレノンには，女性ホルモン作用はみられない．本例では，エプ
レレノン50mg投与が著効を呈した．しかし原発性アルドステロン症の全例

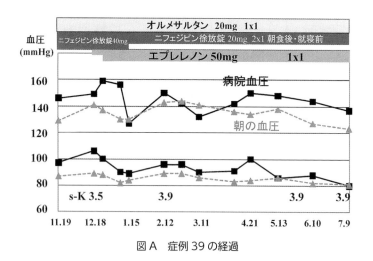

図A　症例39の経過

に著効するわけではなく，症例によっては上限量の 100mg を投与しても降圧不良で，治療に難渋することがある．エプレレノンはスピロノラクトンに比べ降圧効果は弱く，褐色細胞腫に対してドキサゾシン（カルデナリン®）の高容量投与が認められているように，原発性アルドステロン症には投与量の上限を上げる必要があると考える．なお Ca 拮抗薬はアルドステロンの分泌を低下させる作用があり，原発性アルドステロン症には降圧効果が期待できる．

症例 40　スピロノラクトンが著効を呈し，エプレレノンに変更したところ血圧の上昇を認めた原発性アルドステロン症例

- ●患　者：60 歳代中頃，女性．原発性アルドステロン症．
- ●経　過（図 A）：11 年来高血圧として加療中．ベニジピン（コニール®）4mg のみにて，血圧は 140 〜 150/mmHg で経過していた．肺癌術後のフォロー CT にて右副腎偶発腫（15 × 13mm）が発見された．PRA 0.3ng/mL/時，PAC 110pg/mL，アルドステロン・レニン比 367（> 200）にて原発性アルドステロン症が疑われ，ACTH 負荷副腎静脈サンプリングを施行した結果，両側副腎からのアルドステロン分泌が疑われたため，薬物療法の方針となった．
　Ca 拮抗薬（ニフェジピン徐放錠），ARB（カンデサルタン→オルメサルタン），β遮断薬（アテノロール），サイアザイド系利尿薬（トリクロルメチアジド）の 4 剤併用にても，血圧調節は不良であったが，スピロノラクトン（アルダクトン A®）を少量（25mg）追加投与したところ，血圧は 110 〜 130/70 〜 80mmHg 程度に良好にコントロールされた．アルダクトン A® 25mg をエプレレノン（セララ®）25mg に変更すると，病院血圧・早朝血圧ともに上昇した．そこでアルダクトン A® 25mg に戻したところ血圧は再び低下した．

【解説】本例では，スピロノラクトンが降圧に著効を呈したが，エプレレノ
ンに変更したところ血圧は上昇した．**エプレレノンは副作用の少ない良い薬
剤であるが，降圧効果はスピロノラクトンに比較して弱い**．原発性アルドス
テロン症での変更例で検討した著者の経験では同じくらいの降圧効果を得る
ためには，スピロノラクトンの投与量の平均3.8倍を要していた（文献1）．

　本例では検討していなかったが，スピロノラクトンからエプレレノンに切
り替えると，カリウムが上昇してくることがある．**スピロノラクトンの効果
は中止後も持続し，投与量と期間に依存し，月単位に及ぶことがあるとされ
る**．切り替えによるカリウム上昇は，残存するスピロノラクトンの効果に切
り替えたMR拮抗薬の効果が加わるためと考えられる．エプレレノンに限
らずエサキセレノンであっても，注意を要する．

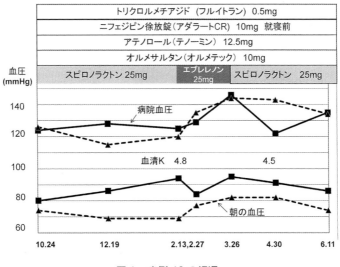

図A　症例40の経過

【文献】
1）後藤敏和，鈴木恵綾，深瀬幸子：難治性高血圧症と原発性アルドステロン症に対
　　するエプレレノンの有用性について．第32回日本高血圧学会学術集会抄録集，
　　p.297，2009年10月2日大津市．

症例 41 エプレレノン追加投与が降圧に著効を呈した症例

● **患　者**：60 歳代前半，男性．本態性高血圧（正レニン，PRA 0.7ng/mL/時，PAC 90pg/mL）．

● **合併症**：一過性心房粗細動，左副腎偶発腫（非機能性），肥満（BMI 28.4）．

● **経　過**（図 A）：48 歳の時，一過性心房粗細動で初診．高血圧を指摘され降圧薬の投与を開始．β遮断薬（アテノロール），ARB（オルメサルタン），カルシウム拮抗薬（アゼルニジピン）の併用でも，病院血圧・早朝家庭血圧ともにコントロール不良であった．エプレレノン 50mg を追加投与したところ，血圧は次第に低下し病院血圧・早朝血圧ともにコントロール良好になった．女性化乳房は発現せず，血清カリウムの上昇も認めなかった．

【解説】一過性心房粗細動を合併しているために，脱水による血液濃縮および低カリウム血症誘発を懸念しサイアザイド系利尿薬は投与していないが，

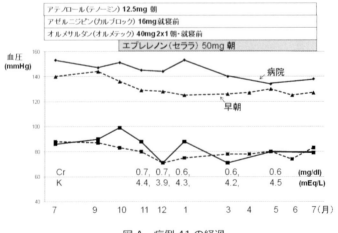

図 A　症例 41 の経過

降圧機序の異なる3剤併用でも降圧不良であった．エプレレノンを 50mg 加えたところ，良好な降圧が得られた．スピロノラクトンは原発性アルドステロン症の有無に関わらず難治性高血圧に著明な降圧効果を呈することが報告されている（文献 1）．エプレレノンも同様な効果が期待される．エプレレノンは，スピロノラクトンと同様に**難治性高血圧の血圧調節に極めて有用な薬剤**である．

【文献】

1） Nishizaka MK, Zaman MA, Calhoun DA: Efficacy of low-dose spironolactone in subjects with resistant hypertension. Am J Hypertens 16: 925-930, 2003.

症例 **42** **エプレレノン追加投与が著効を呈し，サイアザイド系利尿薬が中止できた症例**

- ●**患者**：59 歳，男性（著者：後藤）eGFR，67.5mL/ 分 /1.73m^2
- ●**合併症**：糖尿病（ジャヌビア®50mg，HbA1c 6.3 〜 6.5%）高脂血症
- ●**経過**：47 歳から本態性高血圧として加療中．早朝高血圧あり．2004 年 8 月からカンデサルタン，トリクロルメチアジド，アテノロールに加え，アゼルニジピンの就寝前追加投与後コントロールされていた（症例 56）．爪白癬に対し，2005 年 6 月からイトリゾール®内服の必要性が生じ（症例 6），アゼルニジピンをアムロジピンに変更したのをはじめ薬剤を変更していた．イトリゾール®内服が不要になった 2006 年 11 月からは，トリクロルメチアジド（フルイトラン®）0.5mg，朝，アテノロール 25mg，朝，アゼルニジピン 16mg，就寝前，オルメサルタン 20mg，2 × 1，朝，就寝前，投与で約 3 年間コントロール良好であったが，次第に 50 代の徐脈になり，時に 40 台となることから 2009 年 12 月からアテノロールを中止した（オルメサルタンは 20mg，1 × 1，就寝前に変更）．しかし次第に血圧が上昇し（朝 144 〜 155/83 〜 90mmHg），2010 年

3月（59歳）からエプレレノン（セララ®）を追加したところ，次第に
降圧しコントロール良好となった（図A）．3年後の2013年3月（62歳）
からはオルメサルタン 10mg，アゼルニジピン 8mg（レザルタス LD）
に減量したが，その後も2年3ヵ月にわたり良好な血圧コントロールが
得られていた．2015年6月5日（63歳）試みにフルイトラン®を中止
してみたが，引き続き良好な血圧コントロールが得られ（図B）4年経っ
た2019年現在（67歳）も同一処方で良好な血圧コントロールが得られ
ている．K値はフルイトラン®中止前の2015年5月 4.8mEq/L，中止
後も上昇なく4代（2018年2月 4.3, 10月 4.8mEq/L）で経過している．

【解説】 著者の場合，原発性アルドステロン症は否定されている．エプレレ
ノン追加が良く効き ARB と Ca 拮抗薬を半減できたために，試みにサイア
ザイドを中止してみたが良好な血圧コントロールが得られた．著者も糖尿病，
肥満合併であるので，MR 関連高血圧に属している可能性がある．MR 拮抗
薬は，降圧治療の進め方として STEP3 つまり A（ARB または ACE 阻害薬）

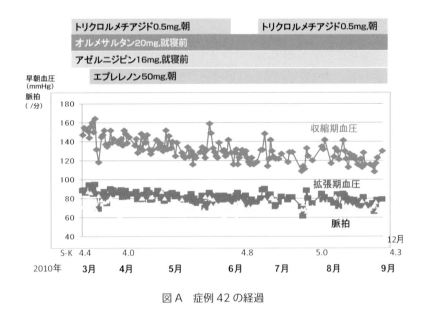

図 A 症例 42 の経過

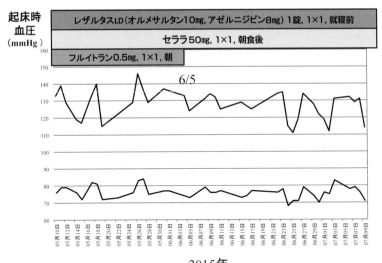

2015年

図B 症例42の経過

＋C（Ca 拮抗薬）＋D（サイアザイド系利尿薬）で十分な降圧が得られない時に，STEP4 で使用される薬剤と位置づけられているが，著者は利尿薬の代わりに STEP3 あるいはその前からで使用されてもよい薬剤と考えている．また MR 拮抗薬追加で血圧コントロールが良好になった場合には，他剤の減量・中止も試みられていい．

アゼルニジピンとアテノロール併用で次第に徐脈となったが，年齢を経るにつれての交感神経活動の低下，薬剤の血中濃度上昇，等が考えられる．β遮断薬とジルチアゼムの併用は徐脈を呈しやすいが，アゼルニジピンもジヒドロピリジン系 Ca 拮抗薬の中で注意を要する特異な薬剤である．

症例
43
MR 拮抗薬・ARB・β遮断薬の併用で高カリウム血症を来し，洞停止に至った症例

●患　者：60歳代前半，女性．

- **既往歴**：9 年前に狭心症と診断されている（ニトログリセリン舌下錠 0.3 mg 屯用）
- **現病歴**：発作性上室性頻拍症，高血圧として近医加療中（オルメサルタン 20mg，カルベジロール 20mg，スピロノラクトン 25mg，朝食後，ベラパミル 120mg，3 × 1 毎食後，イコサペント酸エチル 1800mg，2 × 1，朝夕食後，内服中）．201＊年 9 月＊日，朝から嘔気・嘔吐あり．トイレ歩行時転倒し近医に搬送された．血圧 80 台，心拍数 25 回／分，血清カリウム 8.52mEq/L，グルコン酸カルシウム水和物（カルチコール®）10mL，炭酸水素ナトリウム（メイロン静注 7％）250mL 投与，GI 療法を施行され当院に転送された．JCS300，心電図上，洞停止，補充収縮（37 回／分）（図 A）．血清カリウム 8.7 mEq/L，体外ペースメーカーを挿入したが，直後に心肺停止状態となり，気管挿管し心肺蘇生術を施行，カテコラミン製剤投与で心拍再開，透析を開始した．透析施行中から徐々に心拍数，血圧回復，心電図も洞調律となった（図 B）．第 3 病日，体外ペースメーカー抜去，27 病日人工呼吸器離脱，4.5 ヵ月後リハビリのため転院した．病態安定後，二次性高血圧スクリーニング検査（PRA，PAC，腎動脈ドプラーエコー，腎・副腎 CT 検査）を施行するも，異常を認めなかった．第 32 病日の 24 時間クレアチニンクリアランスは，94mL/ 分と正常であった．

【解説】 年に数例は，薬剤性高カリウム血症による徐脈で入院してくる．MR 拮抗薬はカリウムを上昇させるが，ARB，ACE 阻害薬，レニン阻害薬もアルドステロン産生を抑制しカリウムを上昇させる．β遮断薬もレニン分泌を低下し，レニン・アンジオテンシン・アルドステロン系を抑制しカリウムを上昇させる．本例は MR 拮抗薬，ARB，β遮断薬を投与し，しかもカリウムを低下させる利尿薬が投与されていなかったことが高カリウム血症を生じた原因である．**MR 拮抗薬を投与する場合には，腎機能が正常であっても併用薬にも配慮し高カリウム血症に注意する必要がある．**

〔本例は，当時，当院，循環器内科専門研修医，會田　敏先生（現，筑波メディカルセンター病院，循環器内科）から提供を頂いた.〕

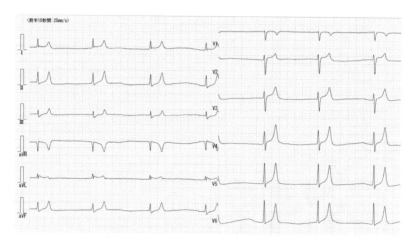

図A　救急来院時（血清カリウム 8.7mEq/L）の心電図.
洞停止，補充収縮（37 回分）を認める.

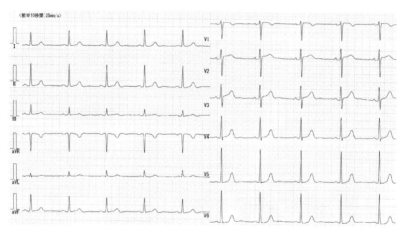

図B　透析開始 4 時間 16 分後の心電図.
洞調律に復調している.

症例
44
エサキセレノン（ミネブロ®）により過度の降圧を来した機能的単腎，経皮的腎動脈形成術（PTRA）後の難治性高血圧症例

●**患　者**：40 歳代前半，男性.
●**主　訴**：ふらつき，倦怠感
●**経　過**：6 歳の時に脊髄腫瘍手術を施行. その後下半身麻痺となった. 13 歳より高血圧を認めていたが，加療には至らず. 29 歳の時に尿路感染症に罹患した際の CT で右腎萎縮の指摘あり. 腎動脈造影検査で，右腎動脈に完全閉塞，左腎動脈に高度狭窄を認め，左腎動脈に経皮的腎動脈形成術（PTRA）を施行，ステントを留置した（文献 1）. その後，降圧薬の多剤併用で血圧はコントロールされていたが，徐々に上昇. 同時に低 Na 血症を繰り返すようになった.

　39 歳の時，左腎動脈再狭窄に対し再 PTRA を施行. しかしその後も血圧は安定せず，レニン – アンジオテンシン – アルドステロン系（RAA 系）抑制薬を含め 7 剤の降圧薬の内服下（表 A）でも，血圧高値で変動が大きかった. 血圧の低下と安定のために，さらに強力な RAA 系の抑制が有効である可能性を考え，エサキセレノン 2.5mg/ 日を追加. 2 週間後，エサキセレノン開始前に 153/85mmHg であった朝の平均血圧は，144/82mmHg まで低下した. 腎機能悪化や高カリウム症の合併なく，エサキセレノンは有効であると考えられた.

　しかしながら，エサキセレノン内服開始約 5 週間後の朝，収縮期血圧（SBP）が 100mmHg まで低下. 仕事中にふらつきがあり，SBP 70mmHg 台と，更に低下し，家人とともに受診. 受診時血圧は 100/52mmHg. 意識は清で会話可，神経学的異常所見は認めなかった. 一方，血清 Na 127mEq/L と低 Na 血症の増悪あり. 急激な血圧低下の原因として，脱水による低 Na 血症の増悪とエサキセレノンの作用の両方が考えられた.

　このため，生理食塩液 500mL を補液し，血圧は 145/63mmHg まで

回復．エサキセレノンは一旦休薬とした．その後，脱水予防に努めながら，エサキセレノンの再開を図り，投与量，投与時間を調整することで，過度の降圧なく経過している．

表A　エサキセレノン開始前の降圧薬

① ニフェジピン CR 錠®　　　　20mg「サワイ」3 錠 /1 日 2 回　朝夕食後（2：1）
② シルニジピン錠®　　　　　　10mg「サワイ」1 錠 /1 日 1 回　　朝食後
③ オルメサルタン OD 錠®　　　20mg「日医工」1 錠 /1 日 1 回　　朝食後
④ ラジレス錠®　　　　　　　　150mg 1 錠 /1 日 1 回　　朝食後
⑤ ドキサゾシン錠®　　　　　　 2mg「YD」2 錠 /1 日 1 回　　寝る前
⑥ カタプレス錠®　　　　　　　75 μg 0.075mg 4 錠 /1 日 3 回　　毎食後（1：1：2）
⑦ アテノロール錠®　　　　　　25mg「サワイ」1 錠 /1 日 1 回　　朝食後

【解説】機能的単腎，経皮的腎動脈形成術（PTRA）後，多剤の降圧薬内服でも血圧コントロール困難な難治性高血圧患者に，第 3 世代ミネラルコルチコイド受容体（MR）拮抗薬，エサキセレノンを用いた症例である．エサキセレノンは，ステロイド骨格を有さない新規の MR 拮抗薬である．アルブミン尿または蛋白尿を伴う糖尿病患者や中等度の腎機能障害の患者に慎重投与可能であり（文献 2），その効果が期待されている．日本人の本態性高血圧患者における研究では，単独投与のみならず，Ca 拮抗薬や RAS 抑制薬との併用においても，十分な降圧効果をもたらすことが報告されている（文献 3）．本症例は，右腎動脈完全閉塞による機能的単腎であり，比較的若年であることから，腎機能保持のためにも動脈硬化進行予防のためにも，血圧の安定が必須と考えられた．しかしながら，7 剤の降圧薬の内服下で血圧は安定せず，高値が持続．既に RAA 系抑制薬も使用していたが，ARB 内服にエサキセレノンを追加することにより，さらなる降圧がもたらされるとの報告（文献 3）を受け，エサキセレノン 2.5mg/ 日を追加投与．血圧は順調に低下したものの，投与開始 5 週間で過度の降圧を来したものである．エサキセレノンの副作用として，特に高 K 血症には注意が必要であり，使用開始時には 2 週間毎に，血清 K 値をモニターするよう推奨されている．一方，本症例の

ような，SBP 100mmHg 以下となるほどの過降圧については，これまでのところ報告されていない．

　本症例は，食事量が不安定であり，度々，脱水・低 Na 血症を来し，補液を繰り返していた．過度の降圧を来した時期は，急激に気温が上昇する時期であったこと，低 Na 血症を来していたことから，背景には，脱水が存在している可能性が考えられた．脱水により循環血漿量が減少すれば，RAA 系は亢進し，エサキセレノンは，さらに効きやすくなる．これに他の降圧薬の作用も加わり，めまい・ふらつきを来すほどの過度の降圧に至ったと考えられた．以後，これまで以上に脱水予防を図り，他の降圧薬を減量として過度の降圧なく経過している．

　近年，難治性高血圧に対して，MR 拮抗薬が有用であることが報告されている（文献 4）．筆者は，これまで十分にコントロールできなかった多剤降圧薬内服下でもコントロール不良な症例に対し，エサキセレノンの効果に非常に期待している．その一方で，本症例のように，既に多剤で治療中の降圧薬患者では，エサキセレノンの併用により，過度の降圧を来す可能性を念頭に置き，脱水や電解質異常に注意し，必要に応じて他剤の減量を図りながら治療を続けていくことが必要と思われる．

【文献】

1 ）後藤敏和編著 . 症例から考える高血圧の診かた．二次性高血圧を見逃さないために p.154-159, 金芳堂，2012.

2 ）日本高血圧学会．高血圧治療ガイドライン 2019．第 5 章降圧治療，8）MR 拮抗薬　p.85-86.

3 ）Rakugi H, Ito S, Itoh H, et al: Long-term phase 3 study of esaxerenone as mono or combination therapy with other antihypertensive drugs in patients with essential hypertension. Hypertens Res 42(12): 1932-1941, 2019.

4 ）Epstein M, Duprez DA: Resistant Hypertensioin and the Pivotal Role for Mineralocorticoid Receptor Antagonists: A Clinical Update 2016. Am J Med 129(7): 661-666, 2016.

症例 45

高血圧・低カリウム血症・腎機能障害・水腎症を合併し，エサキセレノン（ミネブロ®）を用いて術前コントロールを行った原発性アルドステロン症（PA）の一例

- **患　者**：50 歳代前半，男性
- **主　訴**：高血圧，低カリウム血症
- **経　過**：7 〜 8 年前から高血圧を指摘され，近医消化器内科で内服加療を開始．血圧コントロールは不良であった．201 ＊ 年 3 月，収縮期血圧が200mmHg まで上昇．後頸部痛とめまいを伴い，脳神経外科を受診した．高血圧とともに，1.7mEq/L と著明な低 K 血症を認め，当院に紹介．血圧 158/82mmHg，血清カリウム 2.9mEq/L とカリウムは軽度回復するも依然低値．また，尿潜血（3 ＋），尿蛋白（2 ＋），尿素窒素 21.1mg/dL，クレアチニン 1.59mg/dL，eGFR 37.2mL/ 分 /1.73m2 と，CKD stage 3b の状態であった．前医処方の降圧薬内服下の内分泌検査で，血漿レニン活性（PRA）≦ 0.1ng/mL/ 時，血中アルドステロン濃度（PAC）304.0pg/mL と，著明な低レニン高アルドステロン血症の所見あり．低 K 血症再増悪のリスクを考え，レニン – アンジオテンシン – アルドステロン系（RAA 系）抑制薬投与下でカプトプリル負荷試験を施行．負荷陽性で原発性アルドステロン症（PA）を強く示唆する結果であった（表 A）．また，PAC は一日を通し高値であった（表 A）．この結果を受け，副腎腫瘍の有無を確認する目的で，腎機能を考慮し，単純 CT 検査を施行．右副腎腫瘍疑い（図 A- ①）とともに，「馬蹄腎（図 A- ②），右腎盂尿管移行部異物（図 A- ③），右委縮腎，右水腎症疑い（図 A- ④）」の所見であり（図 A）．泌尿器科と検討し，右副腎腫瘍摘出術の際に，尿路系異物についても摘出の方針とした．

　入院後，コントロール不良の高血圧と低 K 血症に対し，Ca 拮抗薬 2 剤とアジルサルタン，さらにスピロノラクトンと K 製剤を併用とした．K 値が回復し，血圧が安定した後，MR 拮抗薬をスピロノラクトンからエサキセレノンに変更，K 製剤は中止とした．MR 拮抗薬変更後も，K

値にバラツキはあったものの，著明低値となることなく経過．血圧も安定していたため，アムロジピンを 10mg/ 日から 5mg/ 日に減量し，その後中止．アジルサルタンも 40mg/ 日から 20mg/ 日に減量したが，血圧の再上昇は認めなかった（図 B）．

　血圧と K 値が安定した第 10 病日に ACTH 負荷選択的副腎静脈サンプリング（ACTH 負荷選択的 AVS）に備え，造影 CT 検査を施行．腎機能障害の増悪なく退院．しかし，CT 後 8 日目に eGFR が 39.9mL/ 分 /1.73m2 から 26.7mL/ 分 /1.73m2 と，腎機能障害の増悪あり．脱水による腎機能増悪と考え，補液で対応．eGFR 35.2mL/ 分 /1.73m2 と腎機能が回復したところで AVS を施行した．AVS 後は腎機能の再増悪は認めなかった（図 C）．

　AVS の結果，CT 上の腫瘍側である右副腎由来の PA と診断し．当院泌尿器科にて，「腰部斜切開右副腎摘除術，右尿管切石術」を施行．尿路系異物は結石であった．術後 6 日目の採血で，PRA ≦ 0.1ng/mL/ 時，PAC 27.4pg/mL と，PAC は正常化．MR 拮抗薬を休薬し，降圧薬を減量としても，血圧は安定し低 K 血症も改善した（図 D）．術後，腎機能は，eGFR 30 〜 40mL/ 分 /1.73m2 で経過している．

表A　カプトプリル負荷試験
（ニフェジピン徐放錠　40mg/ 日，アジルサルタン　20mg/ 日，エサキセレノン　5mg/ 日内服下）

	負荷前	負荷後 60 分	負荷後 120 分
PRA (ng/mL/時)	≦ 0.1	≦ 0.1	≦ 0.1
PAC (pg/mL)	518	506	303

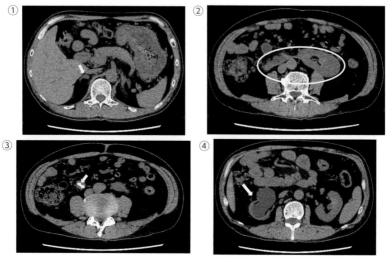

図 A 単純 CT 検査

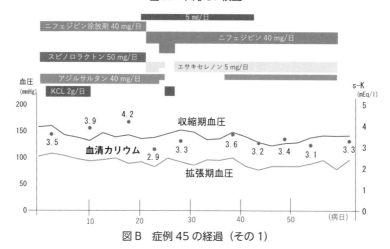

図 B 症例 45 の経過（その 1）

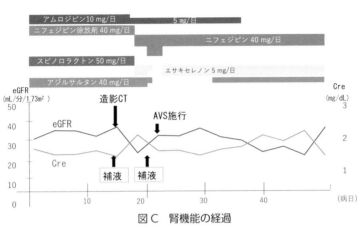

図C　腎機能の経過

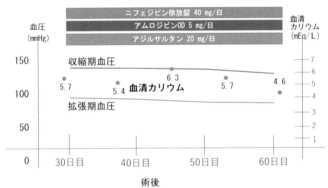

図D　症例45の経過（その2）

【解説】著明な高血圧，低K血症，水腎症，腎機能障害を呈し，術前コントロールに熟慮を要した原発性アルドステロン症（PA）の一例である．

　本例は，著明な低K血症を呈し，既にstage 3bのCKDに至っていたことから，長年にわたるアルドステロン過剰による，心血管・脳血管障害のリスクが非常に高い症例と考えられた．このため，できるだけ早期にPAの根本治療を行うことが好ましいと判断した．しかしながら，PAの術前に必須の検査であるACTH負荷AVSのためには，造影CTを行う必要があり，造影CT・AVSに耐えうる腎機能を保持，あるいは，回復を図ることができるか，

また，十分な RAS 系抑制により，アルドステロン作用を抑え，合併症の進行予防を図りながら，術前血圧と血清カリウム値をコントロールできるかが課題であった．

前医にて，血清カリウム 1.7mEq/L と非常に低い値であったため，まずは K 製剤を用いながら，併用可能なスピロノラクトンを用い，さらにアジルサルタンと 2 剤の Ca 拮抗薬を併用して加療．血圧・血清カリウムともに安定した後，更なるアルドステロン作用の抑制を図りスピロノラクトンをエサキセレノンに変更．エサキセレノンと併用禁忌である K 製剤は休薬としたが，その後も低 K 血症の再増悪なく経過した．エサキセレノン導入後，カルシウム拮抗薬とアジルサルタンを減量したが，血圧は変わらず安定していた．また，腎機能にバラツキはあったものの，増悪要因として腎前性の要因が大きく，適宜補液を行い改善．血圧・血清カリウムともに安定した状態で AVS，手術に臨むことができた．

PA の治療法として，AVS の結果，片側性病変の場合は，病側の副腎摘出術が推奨されている（文献 1）．PA の術前は，高血圧，低 K 血症のコントロール，脳血管・循環器系合併症チェック・CKD 評価，糖尿病の合併，コルチゾール自律分泌の有無の評価が必要とされるが（文献 2），個々の病態に合わせた管理を行わなくてはならない．

本症例では，病態を確認しながら，内服薬の調整を行い，最終的にエサキセレノンとアジルサルタン，ニフェジピンの併用で，血圧・血清カリウムの安定を得ることができた．現在，PA の薬物治療として，エプレレノンとスピロノラクトンという 2 剤の MR 拮抗薬の選択肢が提示されている（文献 1）．エサキセレノンは，非ステロイド骨格を有する新規の MR 拮抗薬であり，本症例のように，多彩な合併症を有する PA の術前コントロール，あるいは，保存的治療において，今後，重要な役割を担うことが期待される．

なお，本症例は，「第 6 回　新・症例から考える高血圧勉強会」において，山形県立中央病院　初期研修医　中川拓也医師が報告した．

【文献】

1）日本内分泌学会「原発性アルドステロン症ガイドライン実施の実態調査と普及に向けた標準化に関する検討」委員会編：わが国の原発性アルドステロン症の診療に関するコンセンサス・ステートメント．診断と治療社，2016.

2）石戸谷滋人，青木大志，高橋正博，佐藤友紀：原発性アルドステロン症．日本内分泌・甲状腺外科学会雑誌 33(1): 23-26, 2016.

8 　中枢性交感神経抑制薬

　　ガイドラインでは積極的適応がない場合の高血圧治療の進め方（→ガイドライン 78 頁，図 5-2）において STEP4 で使用される薬剤に位置付けされているが，著者は貴重な薬剤と位置づけている．代表的なものとして，クロニジン（カタプレス®）とメチルドパ（アルドメット®），長時間作用型として，グアナベンズ（ワイテンス®）（半減期 5.4 時間）がある．

■ 薬理作用

　　脳幹部血管運動中枢の交感神経 α_2 受容体を刺激することが降圧作用の要因とされる．中枢神経において α_2 受容体が刺激されると，末梢性には交感神経緊張は低下する．

■ 副作用

　　第一選択薬から外れた理由は，**口渇・眠気・めまい・たちくらみ・勃起不全といった副作用**があるからである．またこの範疇の薬剤には，**離断症状（withdrawal syndrome）** とよばれる現象があり，急に投与を中止すると反動的に血圧が上昇し，ひどいときには脳出血も誘発することがあるとされる．一番有名なのが，カタプレス®（カタプレス離断症状）であるが，メチルドパでも報告されている．メチルドパには，肝障害・発熱・溶血性貧血（添付文書上は 0.18％）・白血球減少といった副作用もある．

■ 投与時の注意

この系統の薬剤を中止するときには漸減することが必要で，特に長期投与例では注意する必要がある．β遮断薬と併用していて投薬を中止する時には，中枢性交感神経抑制薬の方から先に中止すると α 優位に働き血圧を上昇させる恐れがあるので，β遮断薬から先に中止する必要がある．

メチルドパと非選択性モノアミノ酸化酵素阻害薬〔当院採用薬は抗パーキンソン薬，セレギリン塩酸塩（エフピー錠®）〕との併用は，高血圧緊急症を誘発する可能性があり禁忌とされる（機序不明）（→ガイドライン 268 頁）．

■ 利　点

代謝に対する悪影響がないこと，腎血流量を低下させないことがある．著者としては，**β遮断薬を使用しにくい症例において，交感神経を抑制したいときに使用する貴重な薬剤**と考えている．早朝高血圧に対する就寝前投与は確実に有用であり，就寝前投与であれば日中の口渇・眠気などの副作用は軽減される．

症例
46
αメチルドパによる肝障害例

● **患　者**：50 歳代後半，男性．高血圧・糖尿病・大動脈弁閉鎖不全症を合併．
● **経　過**（図 A）：病棟の新入院症例検討会で，消化器の医師が原因不明の肝炎例として提示した症例である．ビリルビンの著明な上昇と，トランスアミナーゼの上昇を認めている．薬剤投与歴を見ると 3 週間前から新たにアルドメット® が投与されており，同剤による副作用が最も疑われた．アルドメット® を投与中止しグリチルリチン酸と胆汁排泄剤の投与により，肝機能は回復した．

【解説】αメチルドパによる肝障害は頻度不明と記載されているが，投与初期

はとくに注意を要し，血球系の副作用を含め定期的に血液検査をする必要がある．当然ながら最初から肝機能障害を合併する症例には，アルドメット®投与は避けるべきである．

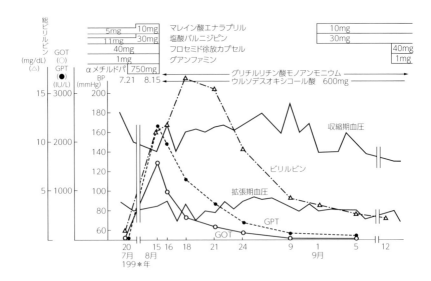

図A　症例46の経過

 症例 **47**

∙∙∙
αメチルドパによる発熱

- **患　者**：61歳，男性.
- **経　過**（図A）：ベハイド®とセルパシル・アプレゾリン®投与に加え，アルドメット®を投与したところ，12日後に突然39℃の発熱が生じ，投与中止により下熱した．患者の承諾を得て再投与したところ，再び熱発し同剤による副作用と診断した（現やまがた健康推進機構　荒木隆夫先生提供症例）.

【解説】アルドメット®のもう一つの有名な副作用である**発熱**（aldomet fever とよばれる）を来した症例である．薬剤の副作用と確定診断するには，厳密には再投与による再現性を証明する必要がある．本例は，再投与により再び発熱しアルドメット®の副作用と診断された．

　アルドメット®の注意を要する他の副作用としては，**溶血性貧血**があるが著者は幸い経験していない．

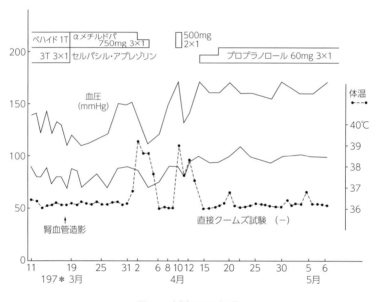

図 A　症例 47 の経過

9 直接的レニン阻害薬

　直接的レニン阻害薬（DRI；direct renin inhibitor）はレニンがアンジオテンシノーゲンに作用する部位に特異的に結合し，レニンの作用を阻害する．40年以上前に開発は始まったが，吸収型にすることが難しく製品化されなかった．アリスキレンが製品化されたが，本剤も経口摂取後の吸収率（生物学的利用率）は 2.6％と低い．半減期が 40 時間と長く定常状態になるのに約 1 週間を要するが，降圧効果が持続し，服薬し忘れても，翌日の血圧上昇は他の降圧薬よりも少ない．アリスキレンの忍容性は高いが，ARB，ACE 阻害薬同様,腎機能低下例では GFR の低下と高カリウム血症に注意を要する（文献 1）.

　ARB や ACE 阻害薬を投与すると，アンジオテンシン II によるネガティブショートフィードバックが抑制されてレニン分泌は促進される．直接的レニン阻害薬はそのようなレニン分泌亢進状態で効果が発揮されると期待された．ALTITUDE 試験（Aliskiren Trial In Type2 Diabetes Using Cardio-Renal Disease Endpoints）は，高リスク 2 型糖尿病患者を対象に，RA 抑制薬（ACE 阻害薬か ARB）を含む標準治療を行い，アリスキレン追加投与の有益性を調べた結果，中間解析で，アリスキレン追加投与群で主要エンドポイント（心血管死，突然死からの蘇生，心筋梗塞，脳卒中，心不全による入院，血清クレアチニン値倍加，末期腎不全）の減少が認められなかったが，高カリウム血症や低血圧などの有害事象の発生率が有意に増加し，試験が中止された．その結果，ACE 阻害薬か ARB を投与中の糖尿病患者にアリスキレンを併用することは禁忌となった（文献 2）．ただし本邦では，ARB または ACE 阻害薬を含む他の降圧薬を使用しても，著しく血圧コントロールが不良の場合を除く，という但し書きがある．また eGFR60mL/ 分 /1.73m^2 未満の CKD 合併高血圧においても，本剤と他の RA 系阻害薬（ARB または ACE 阻害薬）の併用は原則禁忌である．

　2013 年の欧州高血圧学会/心臓学会ガイドラインでは，すべての RA 系抑

制薬（ACE 阻害薬，ARB，DRI）について併用は勧められないとされた（文献3）．

　多剤併用でも極めて難治性であった2症例に試用してみたが，無効であった（**図1**：46歳男性，**図2**：68歳女性）．本剤の位置づけは，ARBやACE阻害薬が使用できない症例で代わりに投与する薬剤ということだろう．

　しかし，極めてレニン活性が亢進し，ACE阻害薬やARB投与でRAA系の亢進が抑えきれない症例では，最上流のレニン活性を抑制することにより，著明な降圧が得られる可能性がある［症例48］．

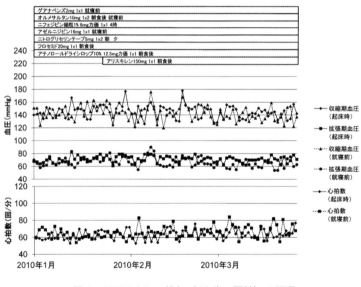

図1　アリスキレン投与（46歳，男性）の経過

【文献】

1）Kushiro T, Itakura H, Abo Y, et al：Aliskiren, a novel oral renin inhibitor, provides dose-dependent efficacy and placebo-like tolerability in Japanese patients with hypertension. Hypertens Res 29：997-1005, 2006.

2）Parving HH, Brenner BM, McMurray JJ, et al: Cardiorenal end points in a trial of aliskiren for type 2 diabetes. N Engl J Med 367: 2204-13, 2012.

3）Mancia G, Fagard R, Narkiewicz K,et al: 2013 ESH/ESC Guidelines for the

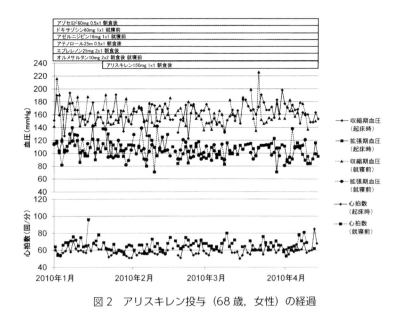

図2 アリスキレン投与（68歳，女性）の経過

management of arterial hypertension: the Task Force for the management of arterial hypertension of the European Society of Hypertension (ESH) and of the European Society of Cardiology (ESC). J Hypertens 31: 1281-357, 2013.

症例 **48**

・・
DRI を含む降圧薬多剤併用で，レニン‐アンジオテンシン‐アルドステロン系（RAAS）の強力な抑制を行い，良好な経過をたどった可逆性白質脳症（PRES）の症例

○ **患　者**：40歳代後半，男性
○ **主　訴**：血圧上昇，尿失禁，歩行障害
○ **経　過**：切迫性尿失禁のため，近医泌尿器科を受診．血圧201/122mmHgと著明高値で歩行障害あり．精査・加療目的で当院救急救命センターに紹介・受診となった．当院受診時も，血圧204/139mmHgと著明高値，眼底はKW分類Ⅲ群，Scheie分類H3S2で，「加速型－悪性高血圧」と

診断. 尿潜血（3+）, 尿蛋白（3+）, 尿素窒素　19.0mg/dL, クレアチニン 1.40mg/dL, 尿酸 5.7mg/dL の腎機能障害と血清カリウム 3.3mEq/L の低カリウム血症を伴っていた.

また, 尿失禁に加え, 構音障害, 左下肢の痺れあり. 左痙性片麻痺歩行であった. 頭痛や嘔気, 眩暈, 痙攣は認めず. 神経所見では, 左上下肢に筋硬直と腱反射亢進あり. 左上肢でバレー徴候陽性, 左下肢でMingazzini 徴候陽性であった. 頭部 CT 検査では, 両側大脳半球, 小脳半球のびまん性腫脹を認め, 脳溝の狭小化あり. 陳旧性多発性脳梗塞を伴っていた. 頭部 MRI 検査では, T2 強調像, FLAIR にて, 脳幹, 両側中小脳脚から小脳半球, 両側大脳白質から両側外包にびまん性の高信号領域あり. 著明な高血圧の存在下での変化であり, 「可逆性白質脳症 (posterior reversible encephalopathy syndrome: PRES)」と考えられた.

以上の結果から, 多臓器に高血圧性の障害を合併した「加速型－悪性高血圧」として, 血圧コントロール, および, 二次性高血圧精査を行った. 内分泌検査では, 基礎値で, 血症レニン活性 7.0ng/mL/時, 血中アルドステロン濃度 273pg/mL と高レニン高アルドステロン血症の所見あり. CT 上腎動脈に異常所見なく, レニン産生腫瘍を疑う腫瘤影を認めず. 悪性高血圧機序による二次性アルドステロン症と診断. Ca 拮抗薬, アンジオテンシンⅡ受容体拮抗薬（ARB）を用いて血圧コントロールを図るとともに, RAA 系亢進の大本となるレニン活性を抑制するため, DRI を併用. さらに, アルドステロン拮抗薬, 少量サイアザイドを併用. 腎機能障害の悪化なく, 血圧は, 110 ～ 140/70 ～ 90mmHg まで低下した（図A）. MRI 上 PRES の所見も改善し（図 B）, 良好な経過をとった.

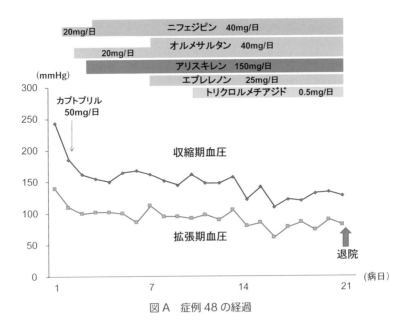

図 A　症例 48 の経過

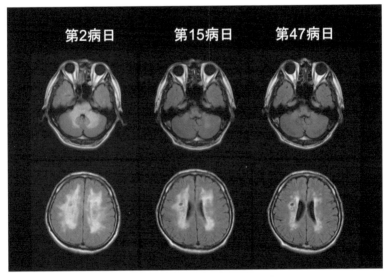

図 B　頭部 MRI 検査（FLAIR 像）

【解説】直接的レニン阻害薬（DRI）アリスキレンを用いてRAA系全体を抑制することにより，十分な血圧コントロールとPRESの改善に至った「加速型－悪性高血圧」の一例である．アリスキレンは，現在投与可能な唯一のDRIである．ALTITUDE試験の結果から，ARBまたはACE阻害薬を投与中の糖尿病患者での使用は原則禁忌とされているが，筆者は，本症例のように，血圧著明高値が持続した結果として二次性アルドステロン症を呈している症例や高レニン性の本態性高血圧症例に，アリスキレンが有効であると考え，複数の症例でその効果を経験している．

本症例は，血圧著明高値と共に，内分泌検査で二次性アルドステロン症を示し，脳MRI検査ではFLAIRで後頭葉白質に高信号域を認め，PRESの病態と考えられた．悪性高血圧では，急激な血圧上昇により，圧利尿やナトリウム利尿，腎臓の血管収縮・虚血が生じる．これにより，腎臓でのレニン分泌が増加し，二次性アルドステロン症を呈する．そしてRAA系の亢進により，微小血管障害や溶血性貧血，網膜症など，全身性の臓器障害が引き起こされる（文献1）．このため，積極的にRAA系抑制を図ることで，血圧の降下や合併症の進行予防が期待される．悪性高血圧に血栓性微小血管症（TMA）を合併した群において，積極的な降圧で，透析導入を必要とするような腎機能障害も改善する可能性が高いことも報告されている（文献2）．一方，PRESは，急激な神経症状を呈し，CTやMRIで血管浮腫所見を認める病態で，臨床症状や画像所見が可逆的であるのが特徴である．高血圧緊急症や悪性高血圧に至るような著明な血圧上昇や大脳過灌流，あるいは，化学療法や自己免疫療法，子癇，自己免疫疾患などによる血管内皮障害に由来すると考えられているが，その病態は未だに明らかではない（文献3）．

本症例は，著明な高血圧によるRAA系亢進が，血管内皮障害を引き起こし，加速型―悪性高血圧とPRESを合併したと考えられた．このため，内分泌検査の結果，PRA・PACがともに高値であることを確認した段階で，あらかじめ投与していたCa拮抗薬，ARBに加え，DRIを投与し，より上流からRAA系の抑制を図った．さらに，アルドステロン受容体拮抗薬を加え，RAA系を強力に抑制した結果，高血圧，PRESともに改善に至った．血清カ

リウムの上昇や，腎機能障害の増悪は認めなかった．

　JSH2019（文献4）において，DRIの使用については，「RA系阻害薬が積極的適応となる病態にもかかわらずARBやACE阻害薬が副作用などの理由によって使用できない場合に特に適応がある．」と記載されている．加えて，本症例のように，高レニン高アルドステロン血症をきたしている症例（両側腎動脈狭窄を除く）や，ARBやACE阻害薬を用いながらも血圧コントロールが不良であったり，血管内皮障害による臓器障害進行を認めたりする症例において，DRI投与は重要な選択肢の一つではないかと考える．

【文献】

1）Januszewicz A, Guzik T, Prejbisz A, et al: Malignant hypertension: new aspects of an old clinical entity. Pol Arch Med Wewn 126: 86-93, 2016.
2）Zhang B, Xing C, Yu X, et al: Renal Thrombotic Microangiopathies Induced by Severe Hypertension. Hypertension Res 31: 479-483, 2008.
3）Fischer M. Schmutzhard E: Posterior reversible encephalopathy syndrome. J Neurol 264: 1608-1616, 2017.
4）日本高血圧学会：高血圧治療ガイドライン2019．第5章降圧治療，4）直接的レニン阻害薬（DRI），p.83-84.

10 ラウオルフィア製剤

　以前に頻用されていたレセルピン製剤は，**副作用としてうつ状態**を引き起こし，過去の薬となった．老人の自殺者の中にレセルピン製剤を内服している例が多いという報告がある．著者の患者さんで，中国旅行で購入した市販薬を内服したところ，著明に降圧した患者さんがおられたが，レセルピンが含まれていた．外国旅行の際には気を付ける必要がある．

ARB／サイアザイド合剤，ARB／Ca 拮抗薬配合剤

　プレミネント®（ロサルタン・ヒドロクロロチアジド合剤）に続き ARB／サイアザイド合剤が次々に発売された（**表1**）．サイアザイドと ARB 含有量が薬剤により異なっている．サイアザイドとしてはヒドロクロロチアジドのみであったが，トリクロルメチアジド含有製剤も加わった．

■ARB／サイアザイド合剤

　ARB と利尿薬との併用で降圧効果には相乗効果が期待され，また ARB はサイアザイドの持つ副作用に拮抗する作用を有するのでガイドラインでも勧められる組み合わせに位置づけられている（**表2**）．Evidence STATION〔エビステ〕（＊1）による ARB からプレミネントに変更した786例についての島田の検討では，3ヵ月後に血圧は160.6/87.3 から 137.0/76.6mmHg と著明に低下した．また尿酸値，空腹時血糖，HbA1c，カリウム値，コレステロール値には変化を認めなかった（文献1）．

　著者はプレミネントの使用経験しかないが，**この範疇の薬剤は降圧作用が強力であるがゆえに，過度の降圧作用を呈する危険性に絶えず注意する必要がある**．特にサイアザイド常用量の1/2含有（ヒドロクロロチアジド12.5mg，トリクロルメチアジド1mg）製剤では注意を要する．高齢者において漫然と使用していると，夏期などに過度の降圧を来しうると危惧している．プレミネントに含まれるロサルタンには尿酸排泄促進作用があり，利尿薬の尿酸排泄抑制作用に拮抗するので組み合わせは理にかなっている．また

＊1　Evidence STATION〔エビステ〕：治療を行っている症例に関するデータを全国の医師が web 上で入力することにより，投与薬剤の有効性や安全性，処方傾向などを客観的データとして随時 web 上で閲覧可能としているもの．株式会社ケアネットが開発した．

少数例の検討ではあるが，プレミネントで空腹時血糖が上昇したという報告もあり（文献 2），個々の症例で耐糖能悪化をきたしてこないか注意しておく必要がある．

　いずれにせよ，どの薬剤の添付文書にも記載されているように，**最初から投与する薬剤ではない**．ARB と Ca 拮抗薬の併用で降圧不十分な症例においてARB を ARB/ 利尿薬合剤に切り替えるか（文献 1），ARB と Ca 拮抗薬とサイアザイド系利尿薬の 3 者併用をしている症例で合剤に切り替える使い方が無難である．

　またサイアザイド 1/2 量を含有する薬剤では，血液濃縮によるヘマトクリット値の上昇にも注意する必要がある．

表 1　ARB ／利尿薬配合剤一覧

	ヒドロクロロチアジド6.25mg	ヒドロクロロチアジド12.5mg	トリクロルメチアジド1mg
ロサルタン 50mg		プレミネント®配合錠 LD	
ロサルタン 100mg		プレミネント®配合錠 HD	
バルサルタン 80mg	コディオ®配合錠 MD	コディオ®配合錠 EX	
カンデサルタン 4mg	エカード®配合錠 LD		
カンデサルタン 8mg	エカード®配合錠 HD		
テルミサルタン 40mg		ミコンビ®配合錠 AP	
テルミサルタン 80mg		ミコンビ®配合錠 BP	
イルベサルタン 100mg			イルトラ®配合錠 LD
イルベサルタン 200mg			イルトラ®配合錠 HD

（各薬剤の添付文書より作成）

表 2　ARB とサイアザイド系利尿薬の相互作用型

	利尿薬	ARB	併用
レニン-アンジオテンシン-アルドステロン系	亢進	抑制（AT Ⅱブロック・アルドステロン低下）	降圧効果に相乗作用
体液量	減少	降圧により増大の可能性	相殺
耐糖能	悪化	改善	相殺
カリウム	低下	増加	相殺
尿酸	上昇	低下（ロサルタン）	相殺

■ ARB／Ca 拮抗薬配合剤

　ARB／Ca 拮抗薬配合剤が，近年次々に発売されている（**表3**）．重要なことは，どの薬剤の注意書きにも記載されているように，**初めから使用する薬剤ではない**，ということである．ARB と Ca 拮抗薬の併用で良好な血圧コントロールが得られてから，切り替えるか，ARB か Ca 拮抗薬のいずれかを使用していて降圧不良の時に，切り替えるべき薬剤である．特に高容量の薬剤を投与する時には，下がりすぎに注意する必要がある（＊2）．

表3　ARB／Ca 拮抗薬配合剤一覧

	アムロジピン 2.5mg	アムロジピン 5mg	アムロジピン 10mg	アゼルニジピン 8mg	アゼルニジピン 16mg	シルニジピン 10mg
バルサルタン 80mg		エックスフォージ® 配合錠				アテディオ® 配合錠
カンデサルタン 8mg	ユニシア® 配合錠LD	ユニシア® 配合錠HD				
オルメサルタン 10mg				レザルタス® 配合錠LD		
オルメサルタン 20mg					レザルタス® 配合錠HD	
テルミサルタン 40mg		ミカムロ® 配合錠AP				
テルミサルタン 80mg		ミカムロ® 配合錠BP				
イルベサルタン 100mg		アイミクス® 配合錠LD	アイミクス® 配合錠HD			
アジルサルタン 20mg	ザクラス® 配合錠LD	ザクラス® 配合錠HD				

＊2　合剤については，割線を付けることが認められていない．割線があれば季節に応じた用量調節が可能になるし，在庫する製剤も少なくてすみ有用であると考えるのだが．

■ ARB/Ca 拮抗薬 / サイアザイド合剤

　ARB/Ca 拮抗薬 / サイアザイド合剤としてミカトリオ®（テルミサルタン 80mg, アムロジピン 5mg, ヒドロクロロチアジド 12.5mg）が発売されている.

【文献】

1) 島田和幸：Evidence STATION を用いた ARB/利尿薬合剤の有用性の検討. ARB からの切り替え例の検証. 血圧 15: 180-184, 2008.
2) 宮川政明：本態性高血圧患者における早朝家庭血圧を指標とした降圧効果の検討. オルメサルタンとロサルタン・少量利尿薬併用とのクロスオーバー法による比較試験. 第 31 回日本高血圧学会総会プログラム抄録集 p.292, 2008.

症例
49

Ca 拮抗薬と ARB の併用で降圧不十分で，ARB を ARB／サイアザイド合剤に変更し良好な血圧調節が得られた症例

- ●患　者：40 歳代中頃，男性. 本態性高血圧（低レニン，PRA 0.3ng/mL/時，PAC 49.8pg/mL）.
- ●合併症：肥満，BMI 29.8.
- ●現病歴：肥満を合併する比較的若年男性であるが，Ca 拮抗薬（アムロジン® 5mg）と ARB（ディオバン® 80mg）の併用で，朝の血圧が 140 ～ 150/90 ～ 100mmHg 台と降圧不良であった. ディオバン® をプレミネント® に変更したところ，朝の血圧が 130 ～ 140/80 ～ 90mmHg 台に降圧した. 尿酸値の上昇は認めなかった.

【解説】肥満を合併する中年男性で低レニンであり，塩分摂取量も多いと推測される. サイアザイドで塩分を排泄し，さらにレニン－アンジオテンシン系の賦活化が ARB をより効きやすくした，と考えられる. ロサルタンには尿酸低下作用があり，利尿薬による尿酸上昇作用に拮抗していると考えられる. **肥満合併，塩分摂取量が多い比較的若年の高血圧が ARB／サイアザイド合剤の適応となる.**

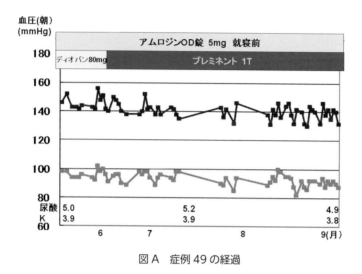

図A　症例49の経過

ARBとCa拮抗薬併用で降圧不良の症例に，ARBを ロサルタン・ヒドロクロロチアジド合剤（プレミネント®）に 変更したところ日中の過度の降圧を認めた症例

- **患　者**：40歳代中頃，男性．本態性高血圧（正レニン，PRA 1.7ng/ mL/時，PAC 90pg/mL）．
- **合併症**：高尿酸血症．
- **経　過**（図A）：オルメテック®とカルブロック®の併用でも，病院血 圧が161/89mmHgと高値であったために，オルメテック®に代えプレ ミネント®の投与を開始した．午後1時台に測定する病院血圧が次第に 低下し，9ヵ月後に104/79mmHgまで低下した．プレミネント®をニュー ロタン®50mgとフルイトラン®1/4錠（0.5mg）に変更し良好な血圧調 節が得られた．

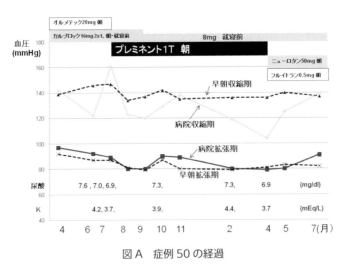

図A　症例50の経過

【解説】プレミネント®に含まれるサイアザイド系利尿薬，ヒドロクロロチアジドの含有量は1/2錠に相当する．ロサルタンは常用量であるが，合剤にすると強力な降圧作用を呈する"切れ味の良い"薬剤となる．反面過度の降圧を呈する危険がある．本例は，比較的若年の男性であるが，日中の血圧が著明に低下した．**朝の血圧値のみを標的に降圧薬を追加していくと日中の血圧が低下しすぎるということをしばしば経験するが**，一日の血圧値を総合的に判断して薬剤を投与する必要がある．**ARBと利尿薬の合剤は各種発売されているが，何れも過度の降圧を引き起こす可能性があり，特に高齢者では夏期に注意する必要がある．**利尿薬含有量が1/4錠の薬剤から使用する方が安全である．

　本例で注目すべきは，プレミネント投与後尿酸値の上昇を認めないことである．ロサルタンの尿酸低下作用がサイアザイド利尿薬の尿酸上昇作用に拮抗しているためと考えられる．

症例 51　少量のサイアザイド系利尿薬追加により尿酸値が上昇し，プレミネント®に変更後低下した症例

- ● **患　者**：50歳代後半，男性．本態性高血圧．
- ● **合併症**：高尿酸血症．
- ● **現病歴**：ARB（オルメサルタン）とCa拮抗薬（アムロジピン）併用で，降圧不良であったために，トリクロルメチアジド0.5mg（フルイトラン® 1/4錠）を追加投与したところ，1ヵ月後に血圧は低下傾向を示したものの尿酸は6.9から7.9mg/dLに上昇した．オルメサルタンとフルイトラン®をプレミネント®に変更したところ，尿酸は低下し血圧も低下した．家庭血圧は130/80台となった．

【解説】本例の血清クレアチニン値は0.7mg/dLと正常範囲であるが，尿酸は高めであった．フルイトラン®を追加したところ，さらに上昇した．**表A**はフルイトラン® 1mg（1/2錠）投与後の尿酸値の変化を示したものであるが（山形市，橘医院，橘英忠先生提供），全例で尿酸値は上昇している．特に腎機能低下例では上昇している．本例のごとく尿酸が高めの症例では，1/4錠投与でも上昇することがあり注意する必要がある．

　プレミネント®はサイアザイド（1/2錠）とロサルタンの合剤であるが，ロサルタン独特の尿酸排泄増強作用により尿酸は低下したものと推測され

表A　フルイトラン1mg投与前後での変化

年齢	性別	血圧（mmHg）	Cr（mg/dL）	尿酸（mg/dL）	K（mEq/L）
64	男	155/78 → 133/70	0.9 → 0.9	6.1 → 6.4	4.1 → 4.1
83	女	181/65 → 168/59	0.9 → 0.8	3.7 → 4.9	4.5 → 4.9
85	男	183/103 → 167/88	1.3 → 1.3	6.6 → 8.6	3.9 → 4.0
41	女	137/70 → 117/78	0.5 → 0.4	5.1 → 5.9	3.8 → 3.8
82	男	187/109 → 172/105	0.7 → 0.7	5.7 → 6.4	

〔山形市，橘医院，橘英忠先生提供〕

る．ARB とサイアザイドの合剤は他にも発売されているが，尿酸に対する
作用からはプレミネント®が最も理にかなっている．

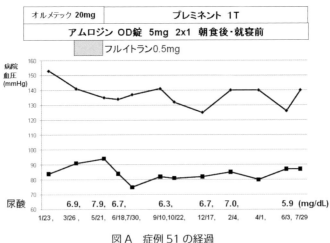

図 A 症例 51 の経過

12 多剤併用

> 症例
> **52**
> **多剤併用による降圧により臓器障害が軽快し，予後が改善された悪性高血圧症例**

> ● 患　者：50 歳代後半, 男性．本態性高血圧によると考えられる悪性高血圧.
> ● 経　過（図 A）：初診時には水銀血圧計で測定できないほどの高血圧（260/100mmHg）で，眼底は乳頭浮腫を認め，CTR 64％．当時使用可能であった薬剤を併用した結果よく降圧し，5 年間の間に CTR は 46％まで低下，眼底も S2 まで改善し，血清クレアチニンも 2.2 から 1.5mg/dL まで低下した．本例は，初診より 13 年を経た 200＊年 10 月脳梗塞を発症し紹介先にて死亡したが，長期にわたる適度な降圧により臓器障害が改善し，予後が著しく改善した例として提示した.

【解説】腎機能低下を伴う高血圧症例をみたときに，はじめに腎疾患（主に慢性腎炎）があっての高血圧か，高血圧の結果による腎機能低下か鑑別が問題となる．確定診断は腎生検によるが，尿沈渣をみればかなりの程度推測がつく．血圧が高いと軽度の顕微鏡的血尿を認めることはあるが，**降圧されても赤血球が多く認められれば（赤血球円柱が認められればなお確か），腎疾患が元になっている可能性が高い**．本例は，高血圧の結果の腎機能障害（腎硬化症）と推測されたが，このような場合は適度に降圧されれば臓器障害が改善されうる．他方，腎疾患が元になっている腎機能障害の場合にはある程度以上進行すると改善は期待しにくい．**IgA 腎症などは，扁桃腺摘出とステロイドパルス療法により，治癒させうる**時代に来ているので，高血圧症例で尿沈渣の赤血球が遷延するときは，腎機能低下を来さないうちに腎生検による確定診断をするのが望ましい（「症例から考える高血圧の診かた」，症例 9, 10, 金芳堂, 2012).

　臓器障害の改善は，薬剤の種類に関わらず降圧そのものによるところが大きく，難治性高血圧の場合には，利尿薬を含む多剤併用で良くコントロールすることが予後改善に最も重要である．

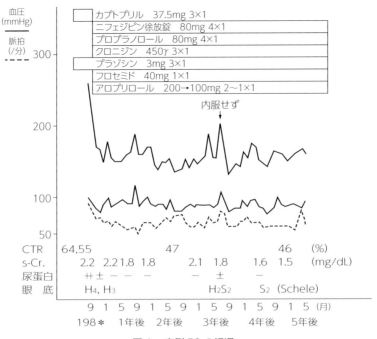

図A　症例52の経過

第5章

早朝高血圧の治療

早朝高血圧の病態

仮面高血圧の代表は，早朝に高血圧を呈する早朝高血圧である．本邦での降圧薬治療の血圧日内変動に対する影響を検討した J-MUBA（Japanese Multicenter study of Barnidipine with Ambulatory blood pressure）では，降圧薬治療を受けているにも関わらず早朝の収縮期血圧が 150mmHg を超える割合が 71％あったとしている（文献 1）．

また，朝に血圧が高い人は臓器障害が進んでいるという報告が相次いで出されている（文献 2 ～ 4）．

早朝に高血圧を呈する人は，夜間も降圧していない，あるいは昇圧しているので臓器障害が進行するという考え方と，夜間は降圧していても，起床に伴う血圧の上昇つまり変動が大きいことが障害を進ませるという考えと 2 つがある．当院の高橋が，ABPM からいわゆるサージタイプ（後述）を選んで検討した成績では，モーニング・サージを呈する群は，朝の血圧のみが他群に比し優位に高く，むしろ他の時間帯は血圧は低い傾向を示したにもかかわらず，左室肥大，心臓カテーテル検査施行例，狭心症例が多く，朝の血圧上昇が臓器障害を進めるという結果であった（文献 5）．

早朝に血圧が上昇する機序としては，覚醒に伴う交感神経系の活性亢進が主なもので，早朝にかけてのレニンアンジオテンシン系・ACTH- コルチゾール系の亢進も加わる結果，血圧上昇，不整脈の誘発，粥状硬化巣の破綻，凝固能の亢進などがおこり，その結果，早朝には脳血管障害・心筋梗塞・突然死などが多く発症するとされる（文献 6）．

早朝の高血圧には，夜間の血圧との関係から 2 つのタイプがあるとされる（文献 6）．

(1) 夜間は十分に降圧しており，起床に伴い血圧の上昇を認める狭い意味のサージタイプ（**図 1**）．

(2) 夜間から早朝にかけ持続的に血圧が上昇し，覚醒直後に昇圧がピークに達する持続昇圧型（sustained type または persistent type）（**図 2**）．

（1）のタイプは，交感神経系の賦活化がメインの機序で，（2）のタイプは
むしろ降圧薬を内服中の患者に多いとされ，朝に内服する薬剤の作用が朝ま
で持続しないことが原因ではないかと推測されている．狭義のサージタイプ
は，早朝高血圧の約10%とされる．

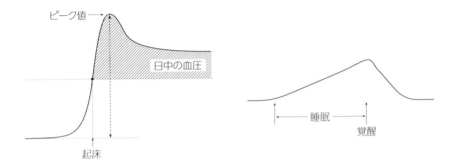

図1　モーニング・サージタイプの　　　　図2　持続昇圧型の朝の昇圧
　　　朝の昇圧とその成分　　　　　　　　　　　（文献6より）

早朝高血圧の治療についてのこれまでの報告

1. α₁遮断薬

Pickering らは，HALT study において，112名の高血圧患者を対象に長時間
作用型 α₁遮断薬であるドキサゾシンを就寝前に投与した結果，夜間の過降
圧を認めずモーニング・サージを抑制すると報告した．ただし Pickering ら
の使用量は8mg とかなり高容量である（文献7）．

Kario らも，The Japanese HALT study において日本人高齢高血圧患者で同
様の検討を行い，最大8mg までの就寝前投与で早朝の血圧は15mmHg 低下
し，4mg で約3分の2の症例でモーニング・サージが有意に抑制されたと報
告している（文献8）．

また，α β遮断薬であるラベタロールの内服でも早朝の血圧上昇が抑制さ
れたと報告されている（文献9）．

2. 中枢性交感神経抑制薬

　クロニジン（カタプレス®）および長時間作用型薬剤であるグアナベンズ（ワイテンス®）の就寝前投与の有効性も報告されている（文献 10）．

　座談会等では，今井，桑島らは，a_1 遮断薬よりも中枢性交感神経抑制薬が効果が確実であるとしている．

3. 長時間作用型 Ca 拮抗薬

　J-MUBA においては，バルニジピン（ヒポカ®）は，早朝高血圧の持続昇圧型，サージタイプのどちらにも有効に作用し，サージタイプにおいては起床後の血圧上昇を良く抑制したが，起床前の血圧値には影響が少なかった．アムロジピンを朝 1 回投与した Kario らの検討では，ABPM 上の分類で non-dipper に対しては 1 日を通して降圧し，dipper には日中の血圧が高い時間帯をより降圧し，extreme-dipper には夜間の十分降圧している時間帯には過降圧を生じなかった．以上から，Ca 拮抗薬は，夜間の過降圧を懸念する必要は無いと考えられる（文献 11）．

　高齢者の収縮期高血圧に対し，ニトレンジピン（バイロテンシン®）を就寝前投与した Staessen らの検討では，予後を改善し危険性も少ないことが示された（文献 12）．

4. RA 系阻害薬

　2009 年版からは，ACE 阻害薬・ARB の就寝前投与の有効性も明記されている．著者も積極的に ARB 就寝前投与を行っている [症例 58]．

3 早朝高血圧の治療法　－著者の考え－

Ca 拮抗薬の就寝前投与が最も確実な方法である（図 3）（文献 13）．著者の早朝高血圧の治療方針を以下に示した．

早朝高血圧の治療方針（著者案）

1. 一日中高いときは利尿薬を追加する．すでに投薬されているときはより強い利尿薬に変更する［症例 29］．

2. 朝のみ高いときは，以下の薬剤の就寝前投与

A. 長時間作用型 Ca 拮抗薬
・アムロジピン（2.5mg から 10mg まで）またはアゼルニジピン（8mg から 16mg まで）
・徐脈傾向の時には，アダラート CR®（10mg から 20mg まで）（＊1）

B. ARB の就寝前投与
・薬剤の種類に関わらず，朝 1 回投与だったのを就寝前に分割したり，就寝前投与のみとする．

C. α₁遮断薬
・ドキサゾシン（1mg からはじめ 2mg まで）
・無効例もある（図 4）

D. 長時間作用型中枢性交感神経抑制薬
・グアナベンズ（2mg）またはクロニジン（75μg まで）
・α₁遮断薬よりも効果が確実である．

＊1　夜間の交感神経系の活性化が，心血管イベントを増やす可能性が懸念されており，就寝前投与する Ca 拮抗薬は，交感神経反射を来しにくいものを第一選択するのがよいとされている．

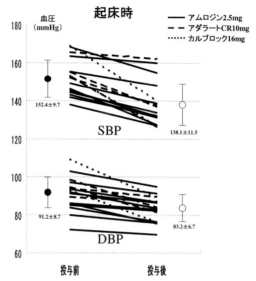

図 3　早朝高血圧に対する Ca 拮抗薬の効果

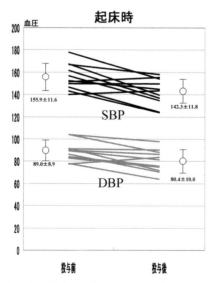

図 4　早朝高血圧に対するドキサゾシンの効果

　Ca 拮抗薬就寝前内服の最も困った現象は，夜間尿の増加である．Ca 拮抗薬の腎血流増加作用によると考えられるが，個人により差がある．

　そのような場合は，就寝前の Ca 拮抗薬を半分にし，ARB の就寝前投与を開始するか，投与量を増やすようにしている（[症例 56] 解説参照）.

【文献】

1) 阿部圭志，桑島　巌，今井　潤，他：長時間作用型 Ca 拮抗薬塩酸バニルジピンの血圧日内変動に及ぼす効果－大規模臨床試験 J-MUBA 最終成績．Ther Res 20: 2697-2713, 1999.

2) 鈴木康子，桑島　巌，三谷健一，他：早朝高血圧における血圧変動と活動度．日老医誌 30: 841-848, 1993.

3) Gosse P, Ansoborlo P, Lemetayer P, et al: Left ventricular mass is better correlated with arising blood pressure than with office or occasional blood pressure. Am J Hypertens 10: 505-510, 1997.

4) 池田壽雄：早朝の血圧上昇群と非上昇群の病態の検討．血圧 9: 1192-1195, 2002.

5) 高橋淳子，後藤敏和，荒木隆夫：自由行動下血圧測定（ABPM）における早朝高血圧と臓器障害についての検討．平成 16 年 10 月 9 日，第 27 回，日本高血圧学会総会，プログラム・抄録集，p180，2004.

6) 今井　潤：早朝高血圧の診断と評価．今日の治療 11: 51-56, 2003.

7) Pickering TG, Levenstein M, Walmsley P: Differential effects of doxazosin on clinic and ambulatory pressure according to age, gender, and presence of white coat hypertension. Am J Hypertens 7: 848-852, 1994.

8) 苅尾七臣：早朝高血圧と脳血管障害のリスクについて．血圧 9: 1188-1191, 2002.

9) DeQuattro V, Lee DD, Allen J, et al: Labetalol blunts morning pressor surge in systolic hypertension. Hypertension II: 198-201, 1988.

10) Hashimoto J, Chonan K, Aoki Y, et al: Therapeutic effects of evening administration of guanabenz and clonidine on morning hypertension:evaluation using home-based blood pressure measurements. J Hypertens 21: 805-811, 2003.

11) Kario K, Shimada K: Differential effects of amlodipine on ambulatory blood pressure in elderly hypertensive patients with different nocturnal reductions in blood pressure. Am J Hypertens 10: 261-268, 1997.

12) Staessen J, Fagard R, Thijs L, et al: Randomized double-blind comparison of placebo and active treatment for older patients with isolated systolic hypertension. Lancet 350: 757-764, 1997.

13) 桑島　巌，大塚邦明，苅尾七臣：早朝高血圧管理の重要性と実際．今日の治療 11: 351-367, 2003.

症例 53 早朝高血圧にアムロジピン就寝前追加投与が著効を呈した症例

- **患　者**：40 歳代後半，女性．本態性高血圧．
- **現病歴**（図 A）：16 年前から，高血圧を指摘されている．アテノロール，バルサルタン，トリクロルメチアジドの併用で，病院血圧は，146/110mmHg，家庭での朝の血圧値が 135 〜 159/80 〜 90（平均 146.6/83.8）mmHg と高値で，アムロジピンを 2.5mg 就寝前投与したところ，7 週後には朝の血圧値は，124 〜 136/75 〜 78mm（平均 127.4/76.4）Hg に低下した（病院血圧は 144/101mmHg）．

【解説＆アドバイス】

　β遮断薬・ARB・サイアザイド系利尿薬併用にて，朝の血圧値が高かった．長時間作用型 Ca 拮抗薬を就寝前投与したところ，朝の血圧値も低下した．家庭での日中の血圧値も 122 〜 139/77 〜 82mmHg に降圧していた．

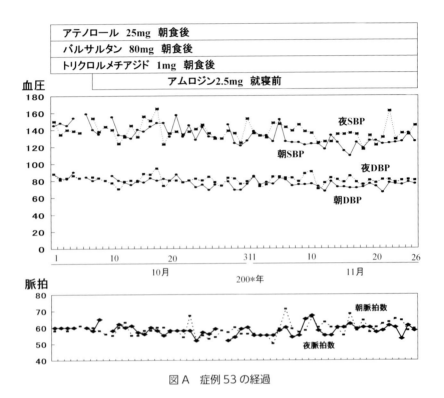

| アテノロール　25mg　朝食後 |
| バルサルタン　80mg　朝食後 |
| トリクロルメチアジド　1mg　朝食後 |
| アムロジピン2.5mg　就寝前 |

図A　症例53の経過

症例54

早朝高血圧にアムロジピンの就寝前分割投与が
著効を呈した症例

- ● 患　者：50歳代後半，女性．本態性高血圧．糖尿病（食事療法のみ），
高脂血症を合併．
- ● 現病歴（図A）：健康診断で高血圧を指摘され，アムロジピン5mgの投
与を受けるも，200＊年10月21日の病院血圧は135/84mmHg，脈拍
72回／分であったが，朝の家庭血圧は，140〜148/91〜98（平均
144.6/93.6）mmHgと高値を示した．夜は十分に降圧していた．朝のア

ムロジピン 5mg を朝，就寝前に2回に分けたところ，5週後には，朝の血圧は 121 〜 144/84 〜 90（平均 133.8/86.8）mmHg に低下した．11月25日の病院血圧は 133/98mmHg，脈拍 84 回/分であった．

【解説&アドバイス】

　本例では測定はしていないが，当山形地方では**中年過ぎの女性の場合，低レニンであることが多く，Ca 拮抗薬が良く効く**．本例の場合もアムロジピンで診療所と夜の家庭血圧は良くコントロールされていたが，朝の血圧が高値であった．アムロジピンを朝と就寝前と分割投与したところ朝も良くコントロールされた．就寝前の血圧も平均で 126.6/80mmHg から 124/82mmHg となり変わらなかった．

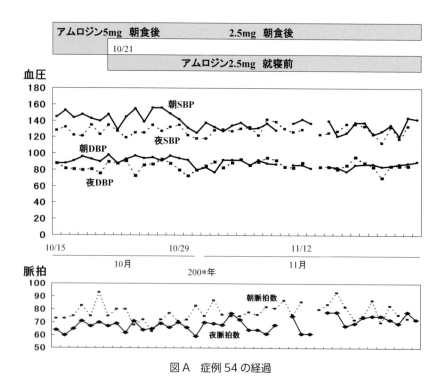

図A　症例54の経過

症例 55 早朝高血圧に就寝前のニフェジピン徐放錠
（アダラートCR®）追加投与が著効を呈した症例

- ●**患　者**：50歳代前半，女性．低レニン性本態性高血圧．
- ●**現病歴**：5年来，高血圧を指摘され，特に朝の血圧が高く，バルサルタン，アダラートCR®を朝内服し，就寝前にドキサゾシン（カルデナリン®）2mg，グアンファシン（エスタリック®）0.5mg（＊1）を内服していたが，朝の血圧は150〜165/91〜104（平均155.6/98.6）mmHgと高く9月4日の病院血圧も155/103mmHgと高値であった．
- ●**経　過**（図A）：朝の脈拍が，54〜64回/分と低めであったために，アダラートCR® 10mgを就寝前追加投与したところ，11月には朝の血圧は，124〜150/78〜87（平均137.0/84.2）mmHgに低下し11月6日の病院血圧も127/83mmHgに低下した．

【解説＆アドバイス】

　就寝中に交感神経系の興奮を来しうる薬剤は，夜間の心血管イベントを増加させる可能性があり望ましくはないとされるが，本例のように徐脈を呈する場合には第一選択薬として構わないと考える．実際，降圧効果については，投与量にもよるがアダラートCR®の方がアムロジピンよりも切れ味が良い印象がある．

　他のCa拮抗薬も同様であるが，腎血流を増やし利尿作用があるので，夜間尿が増加し内服不可となる症例も稀ではあるが存在する．

＊1　製造中止となっており，代わりになる薬剤としてはグアナベンズ（ワイテンス®）がある．

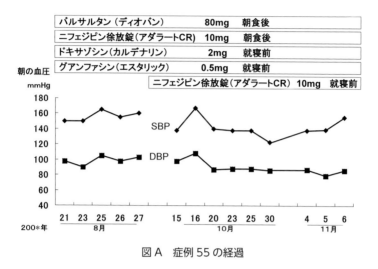

バルサルタン（ディオバン）	80mg	朝食後
ニフェジピン徐放錠（アダラートCR）	10mg	朝食後
ドキサゾシン（カルデナリン）	2mg	就寝前
グアンファシン（エスタリック）	0.5mg	就寝前
ニフェジピン徐放錠（アダラートCR）　10mg　就寝前		

図A　症例55の経過

早朝高血圧に対し，ARBを3種変更するも無効で，アゼルニジピンの就寝前投与が著効を呈した症例

● **患　者**：52歳，男性（著者）．本態性高血圧．糖尿病（HbA1c 6.4%，食事療法のみ），高脂血症（プラバスタチン10mg内服中）を合併．

● **現病歴**：5年前（47歳）から内服中．一時期アダラートCR®も併用していたが，味覚異常と頻尿のために中止していた．

● **経　過**：バルサルタン，トリクロルメチアジド，アテノロールの併用で，朝の血圧が145～180/82～104mmHgと高く，バルサルタン80mgをオルメサルタン（オルメテック®）20mgに変更，さらにカンデサルタン8mgに変更したが，朝の血圧は高値が続いた．8月2日よりアゼルニジピン8mgを就寝前に追加投与し，10月13日には16mgに増量した．11月23～27日にかけての家庭血圧は朝118～131/74～79（平均127.0/76.6）mmHg，就寝前平均で119.8/70.2mmHgと低下した（図A）．ABPM上も覚醒中の平均132/83mmHg，睡眠中111/68mmHgと十分に降圧した（文献1）．

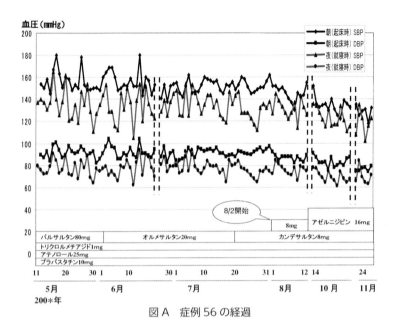

図A　症例56の経過

【解説＆アドバイス】

　家庭血圧測定上，朝の血圧が特に高く，ABPM上は覚醒中の血圧も高値であった．朝に内服しているARBを変更したが，朝の血圧の低下は不十分であった．朝の血圧が高い時には長時間作用型のCa拮抗薬を就寝前投与することがはるかに確実である．アゼルニジピン16mg内服を開始した当夜に夜間尿を3回認めたが，その後は1～2回に減少している．しかし飲酒した夜には，夜間尿を3～4回生じる日もある．

　夜間尿増加には，個人差がある．夜間尿が苦になる症例ではCa拮抗薬の就寝前投与量を減らし，ARBの投与量を増やすようにしている．

　その後，薬剤の変更はあったが，Ca拮抗薬，ARB，サイアザイド，アテノロール併用で良好な血圧調節が得られていたが，4年1ヵ月後の2009年12月から徐脈のため，アテノロールを中止している［症例42］．

〔本例については，2005年2日26日第139回日本循環器学会東北地方会において，当院内科研修医，羽根田思音医師が発表した〕

【文献】

1) 羽根田思音, 後藤敏和, 荒木隆夫, 他：早朝高血圧に対し, アンジオテンシンII
受容体拮抗薬を3種試用するも効果不十分でアゼルニジピンの就寝前投与が著効
を呈した1例. 山形県病医誌　40：6-10, 2006.

症例
57

早朝高血圧にドキサゾシン就寝前追加投与が著効を呈した症例

- **患　者**：60歳代後半, 女性. 本態性高血圧.
- **現病歴**：20年来高血圧を指摘されている, 難治性として紹介. 初診時血圧（他院で内服下）190/100mmHg.
- **経　過**（図A）：カンデサルタン（ブロプレス®）, トリクロルメチアジド, アムロジピン内服下, 7月27日の病院血圧は172/90mmHg, 朝の血圧は155〜177/83〜97（平均163/91）mmHgと高値, 就寝前の血圧は110〜131/66〜77（平均120/69）mmHgと良く抑えられていた.

　アムロジピンを2.5mg就寝前追加投与しさらにブロプレス®を4mgずつ朝と就寝前に分割投与（朝食後のアムロジン®は2.5mgに減量）したが, 朝の血圧は平均162/92mmHgと変わらなかった. 9月27日の病院血圧は146/93mmHgであった. そこで, ドキサゾシン（カルデナリン®）を2mg就寝前投与したところ, 9週後には朝の血圧は121〜144/64〜77（平均137/72）mmHgと低下し就寝前の血圧は108〜125/58〜66（平均117/60）mmHgと良好, 12月2日の病院血圧は140/86mmHgであった.

【解説＆アドバイス】

　Ca拮抗薬の就寝前追加投与がさほど有効でなく, a_1遮断薬の就寝前投与が有効であった症例である. 本例のようにa_1遮断薬が著効を呈する症例は確かに存在するが, 使ってみないと分からない. 病態生理を考えればいわゆるサージタイプにより効きそうである［症例58］.

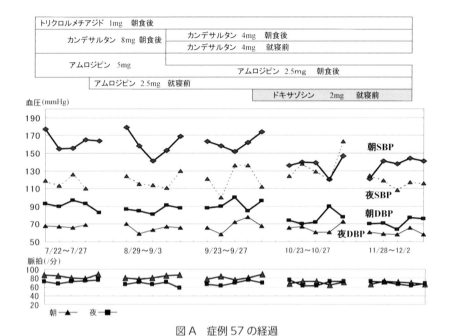

図A　症例57の経過

症例 58

モーニング・サージにドキサゾシン（カルデナリン®）の就寝前投与が著効を呈した症例

- **患　者**：70歳代後半，女性．
- **経　過**：多剤併用（フルイトラン®，アダラートCR®，アルドメット®，レニベース®）にても降圧不十分として紹介された．モーニング・サージを認めるが，日中・睡眠中はよく降圧している（図A）．家庭での自己測定にても，早朝に収縮期で200mmHg程度に上昇することがある．本例は早朝を除いては良く降圧していたので，朝食後の薬はアダラートCR®のみとし，就寝前にカルデナリン® 2mgを投与したところ，早朝の昇圧は著明に抑制された（図B）．

αメチルドパ 750mg 3×1
ニフェジピン徐放錠（アダラートCR） 20mg 1×1
トリクロルメチアジド 2mg 1×1
マレイン酸エナラプリル 5mg 1×1

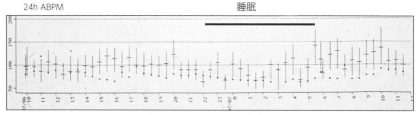

24h ABPM　　　　　　　　　　　　　　　睡眠

図A 症例 58 の 24 時間 ABPM

【解説】図 B の自己測定の血圧値は，カルデナリン®投与前が上の図（8 月）で投与後が下の図（2 月）であるが，血圧の季節差を考慮に入れると（一般に血圧は，1 月に最高，8 月に最低となるといわれている）カルデナリン®の効果はいっそう明らかである．早朝高血圧に対してカルデナリン®の就寝前投与は，本例のように著効を示すこともあるが無効例も経験する．早朝高血圧症例のうちでも，サージタイプで効きやすい印象がある．

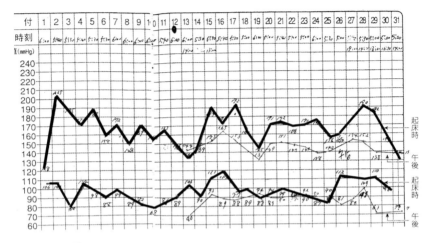

〔199＊年 8 月〕
　フルイトラン　2mg 1 × 1　　アルドメット　750mg 3 × 1
　アダラート CR　20mg 1 × 1　レニベース　5mg 1 × 1

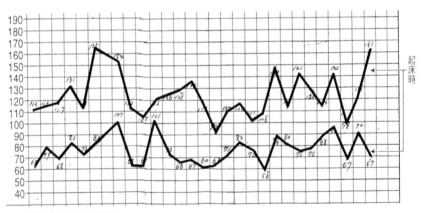

〔翌年の 2 月（6 ヵ月後）〕
　アダラート CR　20mg 1 × 1　　カルデナリン　2mg 1 × 1 就寝前

図 B　症例 58 の家庭血圧（起床時） 　患者の自己記録による.
上の図と下の図で縦軸のスケールの違いに注意

症例 59 ドキサゾシンの就寝前投与が無効であった早朝高血圧にグアンファシン（エスタリック®）の就寝前投与が著効を呈した症例

- **患　者**：70 歳代後半，女性．本態性高血圧．
- **現病歴**：ノルアドレナリン高値の高血圧として 200＊年 3 月初診，血圧 178/108mmHg，褐色細胞種は否定されたが，朝の家庭血圧の平均値は 187/101mmHg と高かった．
- **経　過**：アムロジン® 2.5mg 投与にて，200＊年 1 月の病院血圧は 151/99mmHg，朝 の 血 圧 は 146 ～ 162/88 ～ 96（平 均 152/91）mmHg と高く，就寝前の血圧は 91 ～ 126/55 ～ 79（平均 105/64）mmHg と良く降圧し，日中も同様に降圧している．ABPM 上も早朝に血圧の上昇を認める（図 A）．

  ドキサゾシン 2mg を就寝前投与したが 4 週後の病院血圧は 142/80mmHg，朝 の 血 圧 は 147 ～ 168/83 ～ 93（平 均 156/90）mmHg，就寝前の血圧は 112 ～ 139/68 ～ 74（平均 124/69）mmHg と効果無く，ドキサゾシンに代え，就寝前にグアンファシン（エスタリック®）0.5mg（＊1）を投与したところ，朝の血圧も著明に降圧し，7 月には病院血圧 132/86mmHg，朝の血圧 125 ～ 136/76 ～ 83（平均 132/81）mmHg，就寝前の血圧は 86 ～ 113/60 ～ 70（平均 102/63）mmHg となった（図 B）．

解説＆アドバイス】

　ドキサゾシン無効で，グアンファシンが著効を呈した症例である．同じ交感神経系の抑制薬とはいっても中枢でブロックするのか，末梢でブロックするのかで効果は違うのかもしれない．a_1 遮断薬よりも中枢性交感神経抑制

＊1　エスタリック® は製造中止で，グアンファシン製剤であるインチュニブ® 錠は，小児期における注意欠陥，多動性障害にのみ保険適応がある．

薬の方が効果は確実である（文献 1）．作用時間がクロニジンで 8 〜 10 時間
以上，グアバベンズで 8 〜 12 時間とされ，就寝前投与であれば，日中の眠気，
めまい，起立性低血圧などの副作用の心配は少ないと感じている．

【文献】

1）桑島　巌，大塚邦明，苅尾七臣：早朝高血圧管理の重要性と実際．今日の治療
　　11: 351-367, 2003.

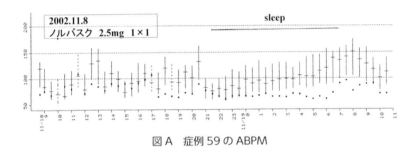

図 A　症例 59 の ABPM

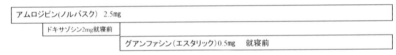

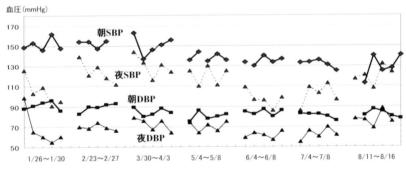

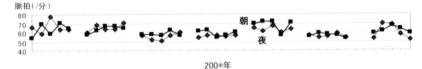

図 B　症例 59 の経過

症例 60　早朝高血圧にテルミサルタン就寝前分割投与が有効であった症例

- 患　者：69歳，女性．本態性高血圧，白衣現象を認める．
- 経　過：テルミサルタン，アダラート CR®，アテノロール，トリクロルメチアジドの4剤併用で，病院血圧は159/116mmHg，朝の血圧は152〜172/48〜97（平均162/82）mmHg，就寝前の血圧は，136〜155/75〜91（平均146/85）mmHgとコントロール不良，また脈拍は朝の平均で48，就寝前61回/分の徐脈傾向を示した．

　アダラート CR® を20mg就寝前追加投与し，アテノロールは25mgに減じ，テルミサルタンを80mgに増量，フルイトラン® を1mgに減じた．10月14日の病院血圧は175/108mmHg，朝の血圧は平均で153/89mmHg，就寝前は平均で145/88mmHgとコントロール不十分であった．

　そこで，テルミサルタンを40mgずつ朝と就寝前に分割したところ，6週後の11月25日には病院血圧171/121mmHgと高値であったが，朝の血圧は137〜152/84〜90（平均143/86）mmHg，就寝前は，138〜143/80〜90（平均142/84）mmHgと，朝の血圧が低下した（図A）．

【解説&アドバイス】

　就寝前に降圧薬を投与した場合，朝の血圧がコントロールできても，夜間下がりすぎていないか懸念される点である．前述の如く Ca 拮抗薬では，下がりすぎの心配は無いとされ（文献1），α₁ 遮断薬でも下げすぎは無かったと報告されている（文献2）．2009年版からは，RA系阻害薬の就寝前投与も有用であると明記された．Ca 拮抗薬だけでなく，降圧薬は一般に，元々低い血圧には作用しにくいとされており，利尿薬を除けば，夜間の過度の降圧は問題にならないと考えられる．

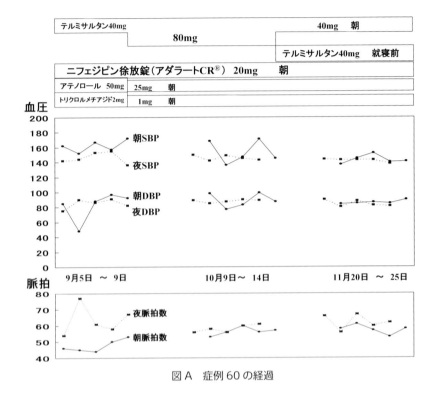

図A　症例60の経過

【文献】

1) Kario K, Shimada K: Differential effects of amlodipine on ambulatory blood pressure in elderly hypertensive patients with different nocturnal reductions in blood pressure. Am J Hypertens 10: 261-268, 1997.

2) Pickering TG, Levenstein M, Walmsley P: Differential effects of doxazosin on clinic and ambulatory pressure according to age, gender, and presence of white coat hypertension. Am J Hypertens 7: 848-852, 1994.

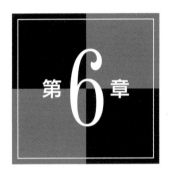

第6章

高血圧治療における
漢方薬の役割

　高血圧治療は，大きく分けて，降圧薬内服による薬物療法と，減塩や適度な運動，禁煙などの生活習慣改善による非薬物療法の二つから成る．難治性高血圧においては，薬物療法，非薬物療法に加えて，血圧を上昇させる要因をいかに見出し，改善するかが，血圧コントロールを大きく左右する．具体的には，頭痛や肩こり，便秘，イライラ，不安などが，高血圧切迫症を来すほどの著明な血圧上昇を助長している例は多く，コントロール不良な状態が持続すると，眼底や冠動脈，脳血管の合併症に至る．そして，これらの症状を改善することで，降圧薬以上の降圧効果が期待できることが少なくない．

　薬物療法，非薬物療法のみでは対応できない血圧上昇の要因を有する場合，有効な治療法の一つが漢方薬の投与である．漢方医学では，心身一如の考え方に基づき，心と体をひとつとしてとらえ，患者が最も必要とする処方を考える．このため，西洋薬ではカバーしきれない身体的・精神的不調を改善することが期待される．高血圧に関しては，例えば，イライラしたり興奮して血圧が上がりやすい症例には抑肝散，頭痛や肩こり，便秘など，瘀血を伴う症例には桂枝茯苓丸，いわゆる"頭痛持ち"の高血圧で，頭痛のために血圧が上昇する症例には呉茱萸湯，肩や首，背中の強い凝りを伴う緊張性頭痛を合併する症例には葛根湯，不安や不眠を伴う症例には柴胡加竜骨牡蛎湯を用い，血圧コントロールが良好となったり，降圧薬が減量できたりする．

　高血圧診療では，EBM に基づいたガイドラインに則った精査・加療が第一選択である．しかし，それだけでは十分なコントロールが得られない場合，次の一手をどのように選択するかが難しい．患者と対話を進める中で，血圧上昇に至った理由や患者が抱えている問題を，身体的な面だけでなく，精神的・社会的にアプローチしていくこと，Narrative based medicine（NBM）に基づいたアプローチは，個々の患者の病態を考える上で欠かせず，その一つの手段が漢方治療である．

　高血圧精査・降圧薬内服とともに，患者の背景，血圧上昇を助長する要因を考え，必要であれば適した漢方薬を用いる．EBM と NBM の融合が高血圧診療の本質であり，漢方薬の果たす役割が今後ますます大きくなることが，期待される．

症例 61
抑肝散と八味地黄丸の内服により 安定した血圧コントロールとなった症例

- **患　者**：48 歳代後半，女性．
- **主　訴**：血圧著明高値．
- **既往歴**：第一子，第二子の妊娠時とも，妊娠高血圧の既往あり．7 年前より子宮筋腫・鉄欠乏性貧血．
- **家族歴**：父・母が高血圧，祖父が脳卒中，母方祖母が癌（詳細不明）．
- **現病歴**：第一子，第二子出産時，妊娠高血圧があったものの，出産後は健診を受けずにいた．200＊年 11 月，頭痛・高血圧のため当科を受診．初診時血圧 182/120mmHg と著明高値であったため，二次性高血圧を疑い精査も否定的．このため，本態性高血圧として加療を開始したものの，2 年の通院の後，自己中断．その後，健診も受けていなかった．

    200＊年 8 月＊日，失神発作を主訴に，当科，および，神経内科を受診．心精査で失神の原因となりうる異常所見を認めず．また，MRA 上内頸動脈起始部の高度狭窄を認め，脳血管造影を施行．モヤモヤ病の診断で，保存的に経過観察の方針となった．

    1 ヵ月後，血圧上昇を主訴に当科再受診．受診時血圧 210/130mmHg と著明高値であったため，二次性高血圧再精査・高血圧加療目的で入院となった．
- **現　症**：
  身長 150.2cm，体重 51.8kg，BMI 23.0
  血圧 164/90mmHg（臥位，右手），158/96mmHg（座位，右手），156/92mmHg（立位，右手）
  胸部：呼吸音清，心雑音を聴取せず．
  腹部：平坦，軟，圧痛（－），血管雑音（－）．
- **二次性高血圧精査**：
  ・CT 検査：明らかな副腎腫瘍を認めず．右腎動脈に軽度の狭窄所見あり．

　・腎動脈エコー：有意な腎動脈狭窄を示す所見なし.

　・内分泌検査：二次性高血圧を示唆する異常所見を認めず.

●**漢方医学的所見**：

　舌：白苔（＋），歯痕（＋），舌下静脈怒張（＋）.

　脈：沈，細，弦.

　腹証：胸脇苦満（＋），心下痞硬（＋），小腹不仁（＋）.

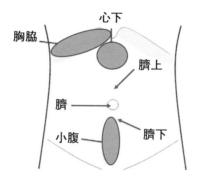

●**経　過**（図A, B）：モヤモヤ病の合併があるため，腎血管性高血圧の可能性について，CT検査，内分泌検査，腎動脈エコー検査を施行したが，否定的. その他の二次性高血圧を示唆する所見も認めなかった. このため，本態性高血圧として，降圧薬内服・減塩食による血圧コントロールを行った.

　当科外来通院時より，子どものこと，夫の実家とのこと，家事のことなどで心労が大きく，10年以上も苦労してきたとの訴えあり. 入院時も過度のストレスの中で，血圧が上昇していた. 患者さんから，「血圧はもちろん，長い間悩んでいた体調不良を何とかしたい.」との言葉あり. 降圧薬投与とともに漢方薬による加療を行うこととし，問診と腹証から，抑肝散，八味地黄丸を併用. 頭重感・易疲労感は改善. 血圧も順調に低下し，最終的に血圧110〜130/80〜90mmHgとなり，退院. その後も，体調は安定して経過している.

【解説】 モヤモヤ病に合併した著明な高血圧の1例である．モヤモヤ病と腎動脈狭窄の合併例は，文献的にも報告されており（文献1～3），本症例でも検索を行った．CT上右腎動脈に経度の狭窄所見を認めたものの，腎動脈エコーや内分泌検査では有意狭窄を示唆する所見はなく，腎血管性高血圧は否定的．このため，本態性高血圧として降圧薬内服で加療．しかし，肥満や塩分過剰摂取など，血圧上昇につながる生活習慣の乱れがないにも関わらず，コントロール不良の高血圧が長年にわたって持続しており，血圧上昇を助長する何らかの要因が存在すると考えられた．外来通院時の状態を振り返り，よく話を聞くと，子どものこと，夫の実家のこと，家事のことなどで心労が大きく，過度のストレスの中で，血圧が上昇し，強い疲労感を自覚されていた．このため，十分な血圧コントロールには降圧薬と漢方薬の併用が有効なのではないかと考えた．問診からは，気うつ・気逆が考えられ，腹診では，気逆を示唆する胸脇苦満と腎虚を示唆する小腹不仁の所見あり．その他にも，多彩な診察所見を認めたが，患者の「ストレスでイライラする．」，「疲れやすくてグッタリしている．」という訴えを踏まえ，抑肝散と八味地黄丸の内服を開始した．

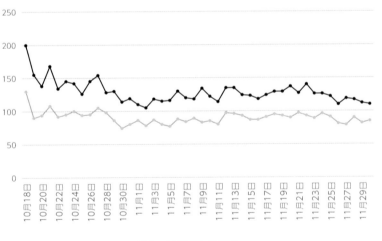

図A　症例61の経過

　抑肝散は，イライラしたり興奮したりして血圧が上がりやすいタイプに有用であり，コントロール不良の本態性高血圧に投与して良好なコントロールを得た症例が，これまでにも報告されている．東洋医学による五臓の概念では，肝は精神活動を安定化させる働きを担うとされている．精神的緊張，特に，怒りの感情が持続すると，肝気が亢進し，神経が過敏で怒りっぽくなり，頭痛や不眠，痙攣発作が生じる．そして，これらのイライラ症状が，血圧上昇を助長すると考えられる．抑肝散は，肝の作用の病的亢進状態を抑制する薬であり，元来は，小児の肝の虫を抑える薬として用いられてきた．近年は，認知症の周辺症状に対して頻用されている．

　その作用機序から，怒りや精神的要因が，血圧上昇の原因となっている場合に有用と考え，著者は，病歴，問診，そして，抑肝散の効果がある患者に特徴的とされる胸脇苦満や心下痞硬といった腹診所見を基に，積極的に降圧薬と併用している．抑肝散内服により，イライラ感だけではなく，頭痛や不眠が改善し最終的に血圧が安定することが多い．また，患者自身が「体調が良くなりました．」と効果を自覚し，継続処方を希望することが多いのも，

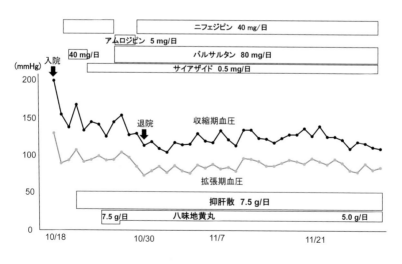

図B　血圧の経過

西洋薬にはない特徴である.

　本症例では，抑肝散の内服を開始したところ，「スッキリして調子がいい.」と自覚し，ストレスに伴うイライラ感は改善．さらに，易疲労感に対して八味地黄丸を併用とし，元気に日常生活を送ることができるようになった．ストレスを受け入れながら対応することができるようになり，退院後，症状の改善とともに抑肝散を減量．同時に，血圧も徐々に安定し，体調不良なく，良好な血圧が持続している.

【文献】

1）Halley SE, et al: Am J Hypertens 1: 348-352, 1988.
2）Yamada I, et al: Stroke 31: 733-737, 2000.
3）Togao O, et al: AJR Am J Roentgenol 183: 119-122, 2004.

症例 **62**　葛根湯投与により，著明な頭痛が改善し，血圧コントロール良好となった高血圧切迫症の例

- ●**患　者**：40歳代中頃，女性.
- ●**主　訴**：血圧著明高値，頭痛.
- ●**家族歴**：祖父と両親が高血圧，父が狭心症，祖父が脳卒中.
- ●**既往歴**：39歳で大腸ポリープ切除，43歳で子宮頸部ポリープ切除.
- ●**現病歴**：毎年健康診断を受けており，これまで高血圧の指摘を受けたことはなかった．また，以前から，肩こりや後頸部痛，眼の奥の痛みを自覚していた．＊月＊日，血圧178/116mmHgと血圧高値を伴う頭痛・嘔気を主訴に当院救急外来を受診．頭部CT上明らかな異常所見なく，鎮痛薬処方として帰宅となった．しかしその後，頭痛が再発．血圧も168/122mmHgと高く，ER受診1週間後に，当科新患外来を受診．血圧180/122mmHgと著明高値であったため，高血圧性脳症疑いおよび，高血圧切迫症として，精査・加療目的で緊急入院となった.

●**現　症**：身長161cm，体重58kg，

血圧臥位 170/118mmHg（右手），168/120mmHg（左手），

座位 172/120mmHg（右手），170/118mmHg（左手），

立位 160/114mmHg（右手）

脈拍18×6/分，整，

甲状腺：触知せず，

胸部：呼吸音清，心雑音を聴取せず，

腹部：平坦，軟，圧痛（－），血管雑音を聴取せず，

下肢：浮腫（－）

●**二次性高血圧精査**：

・CT検査：12×10mmの右副腎腫瘍所見あり．左腎動脈起始部に25％の狭窄所見を認めた．

・腎動脈エコー：有意な腎動脈狭窄を示す所見なし．

・内分泌検査：アドレナリン，ノルアドレナリン，コルチゾールの過剰産生は否定的．原発性アルドステロン症を積極的に示唆する所見も認めなかった．

●**経　過**：頭痛を伴う急激な血圧上昇であり，二次性高血圧を疑い精査を行いながら，安静・降圧薬内服による血圧コントロールを施行した．CT上副腎腫瘍と腎動脈狭窄を認めたが，内分泌検査や腎動脈エコーの結果から，二次性高血圧は否定的．このため，本態性高血圧による高血圧切迫症として加療した．

　入院後も激しい頭痛が続き，連日，ロキソプロフェンの頓用で対応．肩こりや後頸部の重苦しさを伴っており，緊張性頭痛が血圧上昇を悪化させている可能性が高いと考えられた．このため，葛根湯の内服を開始．同時に，肩甲骨周囲に冷シップを塗布し，運動療法を併用とした．その後，徐々に頭痛は改善し，ロキソプロフェンを内服せずとも，自制できるようになった．頭痛の改善とともに，血圧も低下．最終的に，オルメサルタン20mg/日，アムロジピン5mg/日の降圧薬2剤と葛根湯で，血圧110〜140/60〜80mmHgとなり退院となった．

　退院後も血圧の再上昇や肩こり・頭痛の再発なく経過．退院後約3週間で，「体調がとてもいい．運動していると，肩こりや頭痛もありません.」と，笑顔で受診し，葛根湯を休薬．挙児希望のため，降圧薬を妊娠中にも内服可能なメチルドパ750mg/日の単剤投与に変更したが，血圧は再上昇せず．その後も，血圧は，130〜135/80〜85mmHgと良好な値で経過した．

【解説】頭痛を伴う高血圧を主訴に来院する患者では，第一に血圧上昇に起因する脳血管障害や高血圧性脳症の検索が必要である．精査の結果，それらが否定的な場合，激しい片頭痛や緊張性頭痛のために血圧上昇に至った可能性があり，降圧のためには十分な頭痛のコントロールが必須となる．片頭痛に対するトリプタン製剤のように発作時に有効な治療薬や，頭痛の予防薬が知れているものの，十分なコントロールが得られないことも少なくない．一方，片頭痛には女性の性周期に伴うエストロゲンの変動が関与していること，

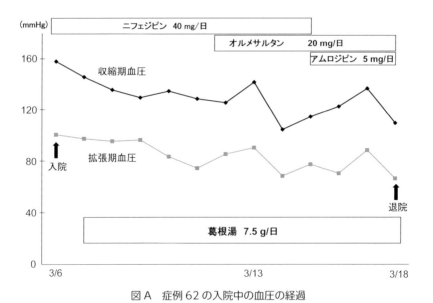

図A　症例62の入院中の血圧の経過

緊張性頭痛には，肩から頭部にかけての筋肉の緊張だけでなく精神的ストレスが関与していることが知られている．

　そのため，漢方薬で気・血・水のバランスを整えることが，頭痛治療にも有効であると考えられる．日本頭痛学会の慢性頭痛の診療ガイドラインでは，呉茱萸湯・桂枝人参湯・釣藤散・葛根湯の4つの漢方薬が取り上げられている．典型的な片頭痛で特に冷えを伴う場合には呉茱萸湯を，胃腸が弱い人の頭痛には桂枝人参湯を，イライラした高血圧の人の頭痛には釣藤散を，凝りを伴う緊張性頭痛には葛根湯を用いる．著者の経験では，特に女性において，本態性高血圧による高血圧切迫症を呈する場合，緊張性頭痛を伴っていることが非常に多い．そして，降圧薬とともに葛根湯投与により頭痛が改善し，血圧コントロールも良好になった症例を，数多く経験している．

　葛根湯は，汗をかかず，首から背中にかけての強ばり・凝りがある状態に著効する漢方薬である．この状態は，風邪の初期だけではなく，慢性的な肩こり・首こりの状態にも共通し，それゆえ，葛根湯は緊張性頭痛に有効であるとされている．慢性頭痛治療ガイドラインでは，緊張性頭痛の治療には，鎮痛薬およびNSAIDS・カフェイン，抗うつ薬，抗不安薬，筋弛緩薬などによる薬物療法と，体操，認知行動療法，鍼灸やアロマテラピーなどの代替療法による非運動療法の2つの柱があると言われている．

　これを踏まえ，著者は，緊張性頭痛を有する高血圧患者には，本症例のように葛根湯投与とともに肩甲骨周囲を動かすような運動療法と同部位への湿布貼布を積極的に行っているが，著効することが多い．しかしながら，葛根湯は麻黄を含有し，エフェドリン作用を有することから，長期投与は控えることが好ましい．治療の主体はあくまでも運動療法であると考え，患者に積極的に運動を勧め，葛根湯は徐々に減量・頓用とすれば，最終的には運動療法のみで頭痛の再発なく，血圧も安定して経過するようになる．

　本症例は，検診で高血圧を指摘されたことがなく，高度の緊張性頭痛により血圧が著明高値となり，高血圧切迫症が引き起こされた．まず，十分な血圧コントロールと合併症予防のために，Ca拮抗薬とARBの内服を開始．肩こり・頭痛の改善をめざし，葛根湯投与と運動療法を行った．頭痛改善とと

ともに血圧は低下．退院後，運動療法の励行により，葛根湯を減量・休薬することが可能で，頭痛・血圧ともに安定して経過．さらに，挙児希望であることを考慮し，最終的に降圧薬を妊娠期にも内服可能とされているメチルドーパに変更することができた．

　脳血管障害を疑うほどの激しい頭痛を呈する高血圧患者で，精査にて頭痛の原因となるような器質的疾患が否定的である場合，頭痛をいかに改善するかが，血圧コントロールを左右する．特に女性の場合，性周期によりエストロゲンの変動することや，妊娠希望の際に使用可能な薬が限られることから，漢方薬による頭痛治療が有効であると考えられる．

症例 63
柴胡加竜骨牡蛎湯投与により，不安感と血圧上昇発作が改善した症例

- **患　者**：60歳代前半，女性．
- **主　訴**：不安感，動悸．
- **既往歴**：妊娠中毒症（高血圧），30歳代後半月経不順のため，ホルモン剤を内服．
- **家族歴**：父が胃癌，母が糖尿病，高血圧，くも膜下出血．
- **現病歴**：60歳までは，職場の健康診断を毎年受けており，特に異常を指摘されたことはなかった．201＊年＊月＊日，普段通りに入浴後，説明できない何とも言えない変な感覚に陥り，「おかしくて死ぬかもしれない！」と，不安になって当院救急外来を受診．受診時，血圧192/111mmHg，脈拍116/分と，血圧著明高値，頻脈の所見あり．採血・安静時心電図・胸部レントゲンで異常所見は認めなかったものの，高血圧と動悸，不安感が持続するため，二次性高血圧疑いとして，当科に紹介となった．
- **現　症**：身長149cm，体重55kg，BMI 23.0，血圧192/111mmHg，脈拍116/分，整．胸部：呼吸音清い，心雑音を聴取せず．腹部：平坦，軟，圧痛（－），血管雑音（－），下肢：浮腫（－）．

不安感（＋），動悸（＋），口渇（＋）

● **経 過**：急患室受診時，血圧上昇とともに，強い不安感，動悸の訴えあり．降圧薬の内服が必要と考えたが，これまで医療機関を受診したことがほとんどなく，薬の内服に対しても不安が強かった．よく話を聞くと，「最近続けて家族が亡くなって，何かと心配で．ストレスも多い．」とのこと．このため，十分な説明を行って，アゼルニジピン 16mg を内服．同時に不安感と動悸を改善する目的で，柴胡加竜骨牡蛎湯も内服とした．その後，血圧は 143/93mmHg まで低下．不安と動悸も改善したため，帰宅．急激な血圧上昇，頻脈，パニック様症状を合併しており，二次性高血圧の検索が必要として，後日内科外来受診となった．

救急外来受診の翌々日，別人のように穏やかな表情で内科外来を受診．不安・動悸の訴えはなく，「お薬は飲めています．身体も大分楽になりました．」と話す．家庭血圧は，125 ～ 135/75 ～ 85 mmHg と，良好であった．CT 検査・内分泌検査の結果二次性高血圧は否定的で，アゼルニジピン 16mg/ 日と，柴胡加竜骨牡蛎湯 7.5g/ 日の内服を続行とした．約 2 ヵ月半後の再来時，体調良好と笑顔で受診．家庭血圧は，朝の平均 122/80mmHg，夜の平均 109/70mmHg，診察室血圧 124/66mmHg と非常に良好であったため，内服続行として継続加療可能と考え，近医に紹介となった．

【解説】

強い不安感・動悸とともに血圧著明高値を示した際，降圧薬と柴胡加竜骨牡蛎湯を投与し，良好な血圧コントロールと随伴症状の改善を得た 1 例である．

頭痛やイライラ感と同様に，不安やストレスは血圧上昇の誘因となり，そのために著明な血圧上昇発作を来すこともある．発作性の血圧上昇と頭痛・動悸・発汗などの身体徴候を呈する高血圧の場合，まず第一に，褐色細胞腫を疑い，精査を行う．また，褐色細胞腫に特徴的な臨床症状を呈しながら，画像検査や内分泌検査で褐色細胞腫が否定的である病態は「偽性褐色細胞腫」とされ，

JSH2019 にも記載されている. 偽性褐色細胞腫の血圧上昇発作には, 何らかの精神的要因が関与する可能性が示唆されており, 降圧薬のみで血圧コントロールを行うことは困難であることが多い. 降圧薬投与とともに, 抗うつ薬や心理療法・行動療法などの精神的アプローチが必要と考えられている.

　一方, 柴胡加竜骨牡蛎湯は, 不安や不眠, 心悸亢進, イライラなどの精神症状を有する場合に用いる漢方薬であり, これらの症状を合併する高血圧にも有効とされている. 文献的には, 精神過敏症状を呈する高血圧に柴胡加竜骨牡蛎湯が有効であった症例 (文献 1) や, 交感神経緊張状態であった高血圧患者が, 柴胡加竜骨牡蛎湯の服用により自律神経機能が改善し, 降圧効果がもたらされた症例 (文献 2) などが報告されている. 柴胡加竜骨牡蛎湯は高血圧の保険適応ともなっており, 著者の経験では, 過度のストレスよる不安や不眠を合併する高血圧患者に使用し, 精神症状とともに発作性の血圧上昇や血圧値のバラツキが改善することが多い.

　本症例は, 身内の死をきっかけにしたストレスにより, 偽性褐色細胞腫と思われる急激な血圧上昇と不安・動悸発作を生じた. 血圧上昇の根本的な要因を改善するには, 降圧薬内服だけでは不十分と考え, 柴胡加竜骨牡蛎湯を併用としたところ, 不安・動悸は改善し, 血圧も良好な値が持続するようになった.

　発作性の血圧上昇を認め, 精査にて褐色細胞腫などの二次性高血圧が否定的な場合, あるいは, 偽性褐色細胞腫を疑う場合, 血圧上昇の背景にストレスや精神的要因が潜んでいないかを検討することが必要である. 不安や不眠などの精神症状や交感神経緊張状態を合併する高血圧患者では, 随伴症状の改善による降圧効果が期待され, 柴胡加竜骨牡蛎湯が有効な薬剤のひとつであると考えられる.

【文献】

1) 小川勇：漢方診療 12: 28-29, 1993.
2) 小田口浩ら：日東医誌　Kampo Med 59: 53-61, 2008.

付録1 主な降圧薬 (2020 年 1 月現在)

		一般名（商品名）	含 有 量 一日投与量	投与 回数	作用機序	
カルシウム拮抗薬	ジヒドロピリジン系（非心抑制型）	ニフェジピン （アダラート）*1	1cap 5, 10mg 20 〜 40 (〜 80) mg	2〜4×1	Ca²⁺ の血管平滑筋細胞への流入を抑制し，血管を拡張する	
		（セパミット細粒）	1gm 中 10mg 20 〜 80mg	2〜4×1	交感神経の反射を介し，心機能を賦活化する	
		㊜（アダラート L）	1T 10, 20mg 20 〜 40 (〜 80) mg	2×1		
		㊜（セパミット R 細粒）	1gm 中 20mg 20 〜 40 (〜 80) mg	2×1		
		（アダラート CR）*2	1T 10, 20, 40mg 20 〜 40mg	1×1		
		ニカルジピン*3	1T 10, 20mg 1gm 中 100mg 30 〜 60mg	3×1		
		㊜（ニコデール LA）	1cap 40mg 40 〜 80mg	1〜2×1		
		ニソルジピン*4 （バイミカード）	1T 5, 10mg 5 〜 10mg	1×1		
		マニジピン*5 （カルスロット）	1T 5, 10, 20mg 10 〜 20mg	1×1		
		ベニジピン*6 （コニール）	1T 4mg 2 〜 4 (〜 8) mg	1×1	T 型・N 型チャネルもブロックする	
		エホニジピン （ランデル）	1T 10, 20, 40mg	1〜2×1	輸出細動脈も開き，腎保護作用ありとされる T 型チャネルもブロックする	
		シルニジピン （アテレック） （シナロング）	1T 5, 10mg 5 〜 10 (〜 20) mg	1×1	輸出細動脈も開き，腎保護作用ありとされる N 型チャネルもブロックする	
		ニルバジピン （ニバジール）	1T 2, 4mg 2 〜 4mg	2×1	輸出細動脈もやや開くとされる T 型チャネルもブロックする	
		アムロジピン*7 （アムロジン） （アムロジン OD 錠）	1T 2.5, 5mg 2.5 〜 10mg	1×1	最高血中濃度に達するのが 7 〜 8 時間と長く，半減期が 33 〜 39 時間と長いので，交感神経系の反射を来たしにくい	

副　作　用	禁　忌	注意して投与	適　応	備考・私見
動悸・頻脈 顔面潮紅・ほてり 頭重感 便秘，下腿浮腫 歯肉肥厚 催奇形性 (本文 41 頁参照)	HOCM	HCM 妊婦 (本文41頁参照) グレープフルーツジュース飲用により血中濃度が上昇し，過度の降圧を来たす症例あり (57 ～ 59 頁参照)	高齢者 低レニン症例 糖尿病 高脂血症	効果が確実で性・年齢・重症度を問わず適応となる *¹ ガイドラインは舌下投与は勧めていない *² 下がりすぎに注意し，10 ～ 20mg より投与開始 長期投与で血中濃度上昇しすぎる症例あり 長時間作用型製剤は妊娠20 週以降に投与可能とされた (41 頁、ワンポイントレクチャー参照) *³ ニカルジピンは脳血流増加作用が強いと言われる *⁴ 降圧作用が強くなくて，かえって重宝するときあり，弱いくすりを出したいときは 5mg 錠を投与 フェロジピンと共に最もグレープフルーツジュースの影響を受けやすい *⁵ SHR-SP（脳卒中易発症ラット）の脳卒中を著明に抑制する *⁶ 冠動脈に対する選択性が高く冠血管攣縮性狭心症に対し良く使用される *⁷ 最も頻用される
動悸・頻脈など交感神経系の反射に伴う副作用は発現しにくい				

		一般名（商品名）	含有量 一日投与量	投与回数	作用機序	
カルシウム拮抗薬	ジヒドロピリジン系（非心抑制型）	アゼルニジピン*1,*2（カルブロック）	1T 8，16mg	1×1	組織に長く留まり，T型チャネルもブロックし，反射性頻脈をきたさず，やや徐脈になる	
	ベンゾジアゼピン系（心抑制型）	ジルチアゼム（ヘルベッサー）Ⓡ（ヘルベッサーR）	1T 30mg 90～180mg 1cap 100mg 100～200mg	3×1 1～2×1	Ca²⁺の血管平滑筋細胞への流入を抑制し，血管を拡張する 心機能（収縮性，伝導性，興奮性）を抑制	
アンジオテンシンⅡ受容体拮抗薬（ARB）		ロサルタンカリウム*1（ニューロタン）	1T 25，50mg 25～50～(100)mg	1×1	ATⅡのⅠ型（AT₁）受容体を遮断し血管を拡張する	
		カンデサルタンシレキセチル*2（ブロプレス）	1T 2，4，8，12mg 4～8～(12)mg	1×1		
		バルサルタン*3（ディオバン）	1T 20，40，80，160mg 40～80～(160)mg	1×1		
		テルミサルタン*4（ミカルディス）	1T 20，40mg 40(～80)mg	1×1		
		オルメサルタン*5（オルメテック）	1T 5，10，20mg 10～20(～40)mg	1×1		
		イルベサルタン（イルベタン）（アバプロ）	1T 50，100mg 50～100(～200)mg	1×1		
		アジルサルタン（アジルバ）	1T 10，20，40mg 20(～40)mg	1×1		

副 作 用	禁 忌	注意して投与	適 応	備考・私見
交感神経系の反射に伴う副作用は認められない		β遮断薬との併用で徐脈が助長される可能性あり. 注意を要する		*1 他のジヒドロピリジン系の薬とは使い勝手が異なる *2 8mg から投与開始することが勧められているイトラコナゾールとの併用は禁忌
頭痛 徐脈 房室ブロック 心不全 催奇形性 (本文 41 頁参照)	妊婦 (本文41頁参照) 房室ブロックⅡ度以上	徐脈 心不全 房室ブロックⅠ度	労作性狭心症 血管攣縮性狭心症* 頻脈	降圧作用はジヒドロピリジン系薬剤はより弱い. * 早朝の発作には徐放剤を就寝前投与すると良い
腎不全 高 K 血症 肝障害 血管浮腫	両側性腎動脈狭窄 妊婦	腎機能障害*6	慢性腎疾患 糖尿病 心不全	副作用が少ないのが特徴 どの ARB も 1 日 1 回投与とされているが, 早朝高血圧などには, 就寝前のみ投与または 2 分割 (朝, 就寝前) 投与することも多い *1 特有の作用として尿酸値低下作用あり 蛋白尿を伴う 2 型糖尿病における糖尿病性腎症に保険適応あり *2 心不全に適応あり 腎障害例に対する保険適応は 8mg まで *3 AT1 受容体に対する選択性が最も高い *4 肝排池で肝障害のある場合は, 最大投与量 40mg まで. 半減期が最も長い *5 5 〜 10mg から投与開始. *6 Cr2.0mg/dL 以上には最小用量から使用する

		一般名（商品名）	含 有 量 一日投与量	投与 回数	作用機序	
変換酵素阻害薬（ACE阻害薬）		カプトプリル （カプトリル）	1T 12.5, 25mg 37.5〜75mg	2〜3×1	アンジオテンシンⅡ生成抑制 →アルドステロン産生低下 カテコラミン分泌低下 降圧系（キニン・プロスタグランディン系）の賦活	
		エナラプリル*1 （レニベース）	1T 2.5, 5, 10mg 2.5〜10mg	1×1		
		デラプリル （アデカット）	1T 7.5, 15, 30mg 30〜60mg	2×1		
		リシノプリル*1 （ゼストリル）	1T 5, 10, 20mg 10〜20mg	1×1		
		デモカプリル*2 （エースコール）	1T 1, 2, 4mg 2〜4mg	1×1		
		イミダプリル*3 （タナトリル）	1T 2.5, 5, 10mg 5〜10mg	1×1		
		トランドラプリル*4,*7 （プレラン）	1T 0.5, 1mg 1〜2mg	1×1		
		キナプリル*5,*7 （コナン）	1T 5, 10, 20mg 5〜20mg	1×1		
		ペリンドプリルエルブミン*6,*7 （コバシル）	1T 2, 4mg 2〜4mg	1×1		
降圧利尿薬	サイアザイド系	トリクロルメチアジド （フルイトラン）*1	1T 1, 2mg 1〜2mg	1×1	腎尿細管での Na, Cl 再吸収抑制 →循環血漿量低下 慢性期には末梢血管抵抗低下	
		ベンチルヒドロクロロチアジド （ベハイド）	1T 4mg 4〜8mg	1〜2×1 朝（昼）		
	サイアザイド系類似薬	メフルシド （バイカロン）*	1T 25mg 12.5〜25mg	1×1	同　上	
		トリパミド （ノルモナール）	1T 15mg 15〜30mg	1〜2×1 朝（昼）	血管平滑筋への Ca 流入低下	

副　作　用	禁　忌	注意して投与	適　応	備考・私見
咳嗽 喉頭違和感 喉頭浮腫 血管浮腫 腎機能悪化 味覚障害 白血球減少	両側性腎動脈狭窄 妊婦	片側性腎動脈狭窄 SLE 等の免疫異常者 腎機能障害[*8]	慢性腎疾患 糖尿病 糖尿病性腎症 片腎 心不全	代謝に対する悪影響がない インポテンツを来たさない 降圧効果が弱いときには少量の利尿薬を併用 [*1] 保険適応に心不全あり [*2] 腎のみならず，肝胆道系からも排泄されるので，腎機能障害症例に使い易いとされる [*3] 咳嗽が少ないとされる 1 型糖尿病に伴う糖尿病性腎症に適応あり [*4] 腎・肝排泄，T／P比50 ～ 90% 長期投与での有効率最高（91.6%） [*5] 組織 ACE を阻害し，血管リモデリングを抑制する 動物実験では動脈硬化を抑制 [*6] T／P 比が 75 ～ 100%と最も高く，次の朝まで効果持続 一部肝排泄 組織 ACE 阻害 [*7] 総合的にみて第 3 世代の ACE 阻害薬といえる [*8] Cr2.0mg/dL 以上には最小用量から使用する
低 Na, K, Mg血症 高尿酸血症 耐糖能異常 脂質代謝異常 便秘 勃起障害 血液濃縮 BUN, Cr, 上昇	痛風[*2] 高尿酸血症	糖尿病 腎機能障害	老年者 肥満者 収縮期高血圧	[*1] 1 回投与でほぼ一日効果あり 月経前困難症（浮腫・むくみ）にも適応あり [*2] 32 頁（表3-8）参照 CCr30mL/ 分以下，Cr 1.5mg 以上には投与しない．効果なく腎機能を悪化
同　上	同　上	同　上	同　上	*心性浮腫（うっ血性心不全）、腎性浮腫、肝性浮腫に保険適応あり 低 K 血症は，ほぼ必発．腎機能低下例は避ける 強力．ループ利尿薬に分類されることもある．軽度腎障害には使用可

		一般名（商品名）	含 有 量 一日投与量	投与 回数	作用機序	
降圧利尿薬	ループ利尿薬	フロセミド* （ラシックス）	1T 20, 40mg 細粒 1g 中 40mg 20 〜 80mg	1〜2×1	腎尿細管・Henle 係蹄における Na, Cl 再吸収低下 →循環血漿量低下	
		トラセミド** （ルプラック）	1T 4, 8mg 4 〜 8mg	1〜2×1		
アルドステロン拮抗薬（K保持性利尿薬）		スピロノラクトン （アルダクトン） （アルダクトン A 細粒*）	1T 25, 50mg 25 〜 50mg 細粒 1g 中 100mg	1〜2×1	アルドステロンに拮抗 遠位尿細管 Na, Cl 再吸収を低下 K 排泄低下	
		エプレレノン （セララ）	1T 25, 50mg 高血圧症 （25）50mg 〜 100mg 心不全 25mg 〜 4 週以降 50mg 腎機能低下例には 隔日 25mg から開始， 25 ㎎ / 日まで	1×1	同 上	
		エサキセレノン （ミネブロ）	1T 1.25, 2.5, 5mg 2.5mg か ら 開 始 し 5mg まで	1 x 1	同 上	
β 遮断薬	心（β₁）選択性・ISA（−）	アテノロール （テノーミン） （アテノロールドライ シロップ）	1T 25, 50mg 12.5*1 〜 50mg 100mg/g 12.5 〜 50mg	1×1 1×1	心選択性に働き心拍出量低下 レニン分泌低下	
		ベタキソール （ケルロング）	1T 5, 10mg 5 〜 10mg	1×1		
		メトプロロール （ロプレソール）	1T 20, 40mg 60 〜 120mg	3×1		
		ビソプロロール*5 （メインテート）	1T 0.625*6, 2.5, 5mg	1×1		

副 作 用	禁 忌	注意して投与	適 応	備考・私見
低 K, 低 Na, 低 Cl 血症 尿酸値上昇 耐糖能異常 血液濃縮 聴力障害 ＊＊ 受容体結合の阻害による抗アルドステロン作用のため, 低 K 血症を来たしにくいとされる	同 上		腎機能低下剤 重症高血圧	サイアザイドに比し強力 腎機能低下例にも有効 ＊心性浮腫（うっ血性心不全）, 腎性浮腫, 肝性浮腫, 月経前緊張症にも保険適応あり ＊＊心性浮腫, 腎性浮腫, 肝性浮腫に保険適応あり. 高血圧には適応なし
高 K 血症 性欲低下 女性化乳房 過多月経	無尿 急性腎不全 高 K 血症 アジソン病		ループ利尿薬（フロセミド）と併用し, 低 K 血症の予防 心不全 浮腫	心不全合併例には積極的に使用 難治性高血圧に有用 ＊低用量投与・投与量を細かく調節したいときに有用である
高 K 血症＊	高 K 血症 (5.0mEq/L) 腎障害 　Ccr<50mL/分 　（高血圧） 　Ccr<30mL/分 　（心不全） アルブミン尿または蛋白尿を伴う糖尿病（高血圧）		高血圧症 心不全	スピロノラクトンと異なり女性ホルモン様作用の副作用はない 保険適応に心不全が加わった イトラコナゾールとは併用禁忌
高 K 血症＊	高 K 血症 (5.0mEq/L) Ccr<30mL/分	中等度の腎機能障害(Ccr ≧ 30mL/分) アルブミン尿または蛋白尿を伴う糖尿病患者	糖尿病性腎症 (Ccr ≧ 30mL/分)	＊スピロノラクトンと異なり女性ホルモン様作用はない 糖尿病性腎症に使用可能で臓器障害の改善が期待される
心不全悪化 徐脈 喘息悪化 末梢動脈血行不全悪夢＊2 脂質代謝悪化	心不全＊3 房室ブロックⅡ－Ⅲ度 重症の閉塞性動脈硬化症 褐色細胞腫（単独投与）	喘息＊4 治療中の糖尿病 徐脈 房室ブロックⅠ度 閉塞性動脈硬化症 血管攣縮性狭心症＊4	労作性狭心症 頻脈 若年者	＊1 粉砕せずにドライシロップを投与する ＊2 アテノロールは親水性で悪夢が少ない ＊3 少量漸増投与はビソプロロールに適応がある ＊4 β1 選択性の薬剤は禁忌でなく慎重投与となっているが, 使用は控えめにした方がいい ＊5 心不全に対する少量漸増療法に適応がある ＊6 0.625mg 錠は, 高血圧には適応がない

		一般名（商品名）	含有量 一日投与量	投与回数	作用機序	
β遮断薬	心(β₁)選択性・ISA(+) *7	セリプロロール （セレクトール）	1T 100, 200mg 100〜200mg	1×1	心拍出量低下 ISA による血管拡張作用が加わる ISA あり，心抑制作用は弱い	
	心(β₁)非選択性・ISA(−)	プロプラノロール （インデラル）	1T 10, 20mg 30〜60mg	3×1	心拍出量低下 レニン分泌低下	
	心(β₁)非選択性・ISA(+) *7	ピンドロール （カルビスケン）	1T 5mg 10〜15mg	2〜3×1	心選択性・ISA（+）に同じ	
		㊗（ブロクリンL）	1cap 5, 15mg 5〜15mg	1×1		
		カルテオロール （ミケラン）	1T 5mg 10〜15mg	2〜3×1		
αβ遮断薬		アモスラロール*1 （ローガン）	1T 10, 20mg 20〜60mg	1〜2×1	α₁ 及び β 受容体遮断作用を同程度に併せ持つ 降圧作用は主に α₁ 遮断作用による血管拡張作用による 心拍出量はほとんど変化なし	
		アロチノロール*2 （アルマール*3） （セオノマール）	1T 5, 10mg 20mg	2×1	α及び β 遮断作用は 1：8 で β 遮断作用が強い α遮断作用による血管拡張作用を併せ持つ	
		カルベジロール*2,*4 （アーチスト）	1T 1.25, 2.5, 10mg 10〜20mg	1×1		
		ラベタロール*1,*5 （トランデート）	1T 50, 100mg 150〜450mg	3×1	αおよび β 遮断作用は，1：3	

副　作　用	禁　忌	注意して投与	適　応	備考・私見
同　上 徐脈化作用は弱い こむら返り・筋攣縮 CPK 上昇	同　上	同　上	同　上	降圧作用は強くない 弱い β遮断薬を使用したいときに重宝 *7 ISA（＋）のものは，心拍数低下作用を初め，心抑制作用が弱く，老年者でも比較的安全に使用できる．また脂質代謝に対する悪影響が少ないとされる
心選択性 ISA（−）に同じ	同　上	同　上	同　上	降圧薬としては，1日1回投与型の薬に代えられ，ほとんど用いられない
心選択性・ISA（＋）に同じ	同　上	同　上	同　上	
β遮断薬に同じだが，末梢動脈血行障害の記載はない	β遮断薬に同じだが，褐色細胞腫は適応症	β遮断薬に同じ ASO 使用可	β遮断薬に同じ 褐色細胞腫	*1 褐色細胞腫にも適応あり
β遮断薬に同じ	β遮断薬に同じ	β遮断薬に同じ	β遮断薬に同じ	*2 β遮断作用が強くほとんど β遮断薬と考えてよい *3 アルマールは血糖降下剤アマリール® と間違いやすいので当院ではセオノマール® を採用 *4 心不全に対する少量漸増療法に適応がある 1.25, 2.5mg 錠の適応症には，高血圧は含まれない *5 妊娠高血圧症候群に使用可能とされた

		一般名（商品名）	含 有 量 一日投与量	投与 回数	作用機序	
α₁ 遮 断 薬		プラゾシン*¹ （ミニプレス）	1T　0.5, 1mg 1.5 ～ 3mg	2～3×1	シナプス後の α₁ 受容体遮断 →末梢血管拡張 α₂ 受容体を遮断しないので, 反射性頻脈を来たしにくい	
		ブナゾシン ㊳（デタントール R）	1T　0.5, 1, 3mg 3 ～ 9mg	1×1		
		ドキサゾシン （カルデナリン）	1T　0.5, 1, 2, 4mg 2 ～ 4(8)mg	1×1		
交 感 神 経 中 枢 抑 制 薬	ク ロ ニ ジ ン 類 似 薬	クロニジン*¹ （カタプレス）	1T　0.075, 0.15mg 0.075 ～ 0.3mg	1～3×1	中枢性 α₂ 受容体刺激 →末梢交感神経抑制 　血管拡張 　レニン低下	
		グアナベンズ （ワイテンス）	1T　2mg 4 ～ 8mg	2×1		
	メ チ ル ド パ	メチルドパ （アルドメット）	1T　125, 250mg 250 ～ 750mg	1～3×1	同　上	
血 管 拡 張 薬		ヒドララジン （10%アプレゾリン散）	1g 中 100mg 30 ～ 120mg	3×1	直接細動脈拡張	
		ブドララジン*¹ （ブテラジン）	1T　30, 60mg 90 ～ 180mg	2～3×1		

副 作 用	禁 忌	注意して投与	適 応	備考・私見
起立性低血圧 めまい ファーストドーズ・フェノミナン	起立性低血圧	糖尿病性神経障害	モーニング・サージ[*2] 白衣高血圧 動揺性高血圧 高脂血症[*3]	[*1] 保険適応に前立腺肥大症あり [*2] ドキサゾシンの就前投与 [*3] 脂質代謝は改善する 単独投与では降圧作用は強くない
睡気 口渇 起立性低血圧 悪心, 便秘 インポテンツ 離脱症状[*2]		運転手 心不全 徐脈 房室ブロック		腎血液量・GFR を低下させない [*1] ガイドライン 2004 では, 妊婦にも使用可とされていた 作用持続時間は, クロニジンは 8〜10 時間以上, グアナベンズは 8〜12 時間とされる [*2] 離脱症状防止のためには漸減する β 遮断薬併用時には β 遮断薬の方から中止する
同 上 肝炎 溶血性貧血 熱発 免疫異常	肝炎 肝硬変	肝障害	妊婦[*]	[*] 従来より妊婦に安全と成書に明記されているのは, メチルドパとヒドララジンのみである カタプレスよりは, 睡気, 口渇, 起立性低血圧などの副作用は少ない
動悸・頻脈 頭痛 免疫異常 狭心痛誘発		頻脈 労作性狭心症	妊婦[*2]	[*1] アルドステロン分泌に最も影響が少ないとされ, ACTH 負荷副腎静脈サンプリング時に他剤からの変更用薬剤として使用される [*2] 妊婦に安全とされる ジヒドロピリジン系をはじめとする他の降圧薬にとって代わられてきている

		一般名（商品名）	含　有　量 一日投与量	投与 回数	作　用　機　序	
ラウオルフィア製剤		レセルピン （セルパシル・アプレゾリン） 〔レセルピン配合剤〕	1T 中 レセルピン 　　　　0.1mg 塩酸ヒドララジン 　　　　10mg 　　　2〜3T	2〜3×1	中枢性交感神経抑制 カテコラミンニューロン中 のノルアドレナリン低下 節後線維機能低下	
直接的レニン阻害薬		アリスキレン （ラジレス）	1T 150mg 150〜(300)mg	1×1	レニンの活性部位に特異的 に結合し，強力な阻害作用 を示す	
合　剤　〔利尿薬とアンジオテンシン受容体拮抗薬（ARB）〕		（プレミネント配合錠） （エカード配合錠） （エカード配合錠 LD） （エカード配合錠 MD） （コディオ配合錠） （コディオ配合錠 MD） （コディオ配合錠 EX） （ミコンビ配合錠） （ミコンビ配合錠 AP） （ミコンビ配合錠 BP） （イルトラ配合錠） （イルトラ配合錠 LD） （イルトラ配合錠 HD）	ヒドロクロロチアジド 　　　　12.5mg ＋ロサルタン 50mg ヒドロクロロチアジド 　　　　6.25mg ＋カンデサルタン 　　　　4mg ＋カンデサルタン 　　　　8mg バルサルタン 　　　　80mg ＋ヒドロクロロチアジド 　　　　6.25mg ＋ヒドロクロロチアジド 　　　　12.5mg ヒドロクロロチアジド 　　　　12.5mg ＋テルミサルタン 　　　　40mg ＋テルミサルタン 　　　　80mg トリクロルメチアジド 　　　　1mg ＋イルベサルタン 　　　　100mg ＋イルベサルタン 　　　　200mg	1×1	サイアザイド系利尿薬， ARB の項を参照． 降圧効果については，相乗 効果が期待できる．	

副　作　用	禁　忌	注意して投与	適　応	備考・私見
うつ状態 鼻閉	うつ状態 消化性潰瘍 潰瘍性大腸炎 妊婦			うつ状態を初めとする副作用のために過去の薬剤となった.
*	妊婦 シクロスポリンとの併用（本剤の血中濃度上昇）	*	*	*ARBまたはACE阻害薬投与中の糖尿病患者では禁忌（ARBまたはACE阻害薬と他剤併用で著しく血圧コントロールが不良の場合を除く） eGFR60mL/分/1.73m^2 未満のCKD合併高血圧においても，本剤と他のRA系阻害薬（ARBまたはACE阻害薬）の併用は原則禁忌である
サイアザイド系利尿薬，ARBの項を参照. 過度の降圧 ARBがサイアザイド系利尿薬の副作用（耐糖能異常，低K血症）に拮抗するが，注意は必要. 尿酸はプレミネント配合錠を除き上昇する可能性あり*1.	サイアザイド系利尿薬，ARBの項を参照. 両側性腎動脈狭窄 妊婦	高齢者	塩分摂取の多い若・中年の難治性高血圧 肥満者	強力な降圧作用あり. 第一選択薬として使用しない. *1 プレミネントはロサルタンの尿酸排泄促進作用により，尿酸を上昇させない.

		一般名（商品名）	含 有 量 一日投与量	投与 回数	作用機序	
合剤〔アンジオテンシン受容体拮抗薬（ARB）とCa拮抗薬〕		（エックスフォージ配合錠）	アムロジピン　5mg +バルサルタン 80mg	1×1	Ca 拮抗薬・ARB 各々の項を参照 Ca 拮抗薬投与による RAA 系亢進を ARB が抑制する	
		（ユニシア配合錠）	カンデサルタン 8mg			
		（ユニシア配合錠 LD）	+アムロジピン 2.5mg			
		（ユニシア配合錠 HD）	+アムロジピン　5mg			
		（ミカムロ配合錠）	アムロジピン　5mg			
		（ミカムロ配合錠 AP）	+テルミサルタン 40mg			
		（ミカムロ配合錠 BP）	+テルミサルタン 80mg			
		（レザルタス配合錠）	アゼルニジピン +オルメサルタン			
		（レザルタス配合錠 LD）	アゼルニジピン 8mg +オルメサルタン 10mg			
		（レザルタス配合錠 HD）	アゼルニジピン16mg +オルメサルタン 20mg			
		（アイミクス配合錠）	イルベサルタン100mg			
		（アイミクス配合錠 LD）	+アムロジピン　5mg			
		（アイミクス配合錠 HD）	+アムロジピン 10mg			
		（ザクラス配合錠）	アジルサルタン 20mg			
		（ザクラス配合錠 LD）	+アムロジピン 2.5mg			
		（ザクラス配合錠 HD）	+アムロジピン　5mg			
		（アテディオ配合錠）	シルニジピン　10mg +バルサルタン 80mg			
合剤　ARBとCa拮抗薬と利尿薬		（ミカトリオ）	テルミサルタン 80mg +アムロジピン 5mg +ヒドロクロロチアジド 12.5mg			

副 作 用	禁 忌	注意して投与	適 応	備考・私見
Ca拮抗薬・ARB 各々の項を参照	Ca拮抗薬・ARB 各々の項を参照	Ca拮抗薬・ARB 各々の項を参照	Ca拮抗薬・ARB 各々の項を参照	最初に使用する薬剤ではない
Ca拮抗薬・ARB・サイアザイド各々の項を参照	同左	同左	同左	最初に使用する薬剤ではない 成分となっている3剤を一定期間，同一用法・用量で併用し，安定した血圧コントロールが得られている場合に本剤に切り替える

付録2 著者(後藤)の頻用薬

- 下記以外の薬剤はほとんど使用していない．著者に合わせる必要は無く，各範疇で使い慣れた薬剤を持つことが大事である．
- ◎特に使用頻度が高いもの　○使用頻度が高いもの

分類			薬剤	備考
カルシウム拮抗薬		◎	アムロジピン(アムロジン, アムロジンOD錠) 2.5～5(～10)mg, 1×1～2×1	とりあえず薬剤を出したいとき，二次性高血圧スクリーニングの必要があるとき
		○	ニフェジピン徐放錠(アダラートCR) 10～20(～40)mg	徐脈傾向のとき，確実な降圧を期待するとき
		○	アゼルニジピン(カルブロック) 8～16mg, 1×1～2×1	頻脈傾向のとき
アンジオテンシンⅡ受容体拮抗薬(ARB)		○	ロサルタンカリウム(ニューロタン) 25～50(～100)mg, 1×1～2×1	尿酸が高めの時，利尿薬の併用を要するとき
		○	バルサルタン(ディオバン) 40～80mg, 1×1～2×1	過度の降圧を避けたいとき，高齢者
			テルミサルタン(ミカルディス) 40～80mg, 1×1～2×1	腎機能障害例，透析症例
		◎	オルメサルタン(オルメテック) 10～20(～40)mg, 1×1～2×1	確実な降圧効果を期待するとき
			アジルサルタン(アジルバ) 10～20(～40)mg, 1×1～2×1	他のARBで降圧不良のとき
アンジオテンシン変換酵素阻害薬(ACE阻害薬)		○	エナラプリル(レニベース) 2.5～5(～10)mg, 1×1	
			イミダプリル(タナトリル) 5～10mg, 1×1	降圧作用が強くなく，降圧十分な症例で蛋白尿減少を期待するとき追加投与
降圧利尿薬	サイアザイド系	◎	トリクロルメチアジド(フルイトラン) 0.5(～1)mg	副作用を考え，ほとんど0.5mgまでしか使用しない
	ループ利尿薬		フロセミド(ラシックス) 10～40mg	腎機能低下例
	アルドステロン拮抗薬	◎	エプレレノン(セララ) 25～100mg, 1×1～2×1	難治例に有用
			スピロノラクトン(アルダクトン) 25～50mg, 1×1	エプレレノンで降圧不十分のとき*
β遮断薬		○	アテノロール(テノーミン, アテノロールドライシロップ) 6～25mg, 1×1	ドライシロップを用いて他剤に少量追加する．25mgまでにとどめる
αβ遮断薬			カルベジロール(アーチスト) 2.5～20mg, 1×1	心不全合併例に少量漸増, 1.25, 2.5mg錠には高血圧に対する適応は無い
α1遮断薬			ドキサゾシン(カルデナリン) 1～2mg, 1×1, 就寝前	長時間作用型Ca拮抗薬で，降圧不十分な早朝高血圧に使用
交感神経中枢抑制薬			クロニジン(カタプレス) 0.075mg, 1×1, 就寝前	長時間作用型Ca拮抗薬で，降圧不十分な早朝高血圧に使用

* 今後はエサキセレノンを試用することになろう．

付録3　降圧薬における保険診療上の注意点

1. **病名に薬剤の禁忌とされる病名がないか確認する．禁忌病態には使用しないことが原則だが，やむを得ず使用している場合には初めの詳記に理由を記載する．**
   - 腎機能障害・腎不全・腎機能低下等の病名がある場合には，eGFR，CC r 値を示す．eGFRとCC r は異なった概念であるから，縛られている方に合わせて記載する（34頁，ワンポイントレクチャー参照）．
   - 肝硬変の場合，禁忌病態でないことを明記（例：Child-Pugh 分類 C に至らないことを記載する）
   査定されやすい禁忌病態を以下に示す
   - サイアザイド系およびループ利尿薬
     　　低 K 血症，低 Na 血症，脱水症などは査定の対象となる．低 K 血症の場合には，K 製剤や MR 拮抗薬が併用されていれば，認められやすくなるが，詳記に記載しておいた方が無難．
   - β遮断薬
     　　気管支喘息は β₁ 選択性の薬剤は，慎重投与とされるが，他の β遮断薬は禁忌である．β₁ 遮断薬でも査定の対象となることがある．投与している場合には，詳記に理由を記載する．心不全に適応があるのは，カルベジロール，ビソプロロールのみ，うっ血性心不全には，禁忌となる場合が多い．「重篤なうっ血性心不全」に禁忌となっている場合には，重篤でない旨を，BNP などの値を添えて記載する．
2. **併用禁忌とされている薬剤の組み合わせになっていないか確認する．**
   　　例：イトラコナゾールは多くの Ca 拮抗薬・エプレレノンおよびアリスキレンと併用禁忌
3. **同系統の薬剤を併用していないか．**
   同じ範疇に属する薬剤の併用は，原則査定される．併用する場合は，初めの詳記に理由を記載する．
   - Ca 拮抗薬 2 剤併用
     ジヒドロピリジン系と非ジヒドロピリジン（ジルチアゼム）の併用は，治療抵抗性高血圧であれば認められる．ジヒドロピリジン系 2 剤併用は，詳記の内容による（例：血管攣縮性狭心症にコニール，降圧のためにアダラート CR®．アダラート CR® の忍容性がなく，カルブロック® 追加，など）．
   - RA 系阻害薬（ACE 阻害薬，ARB，直接的レニン阻害薬）の 2 剤併用は，勧められない．
     治療抵抗性高血圧であれば認められるが詳記に理由を記載した方が無難．
     他の例として，「蛋白尿減少効果を期待して併用」
   - 糖尿病患者では ACE 阻害薬または ARB とアリスキレンの併用は禁忌
     「ACE 阻害薬または ARB を含む他の降圧薬治療を行っても著しくコントロール不良の患者を除く」とあり．これに沿った理由が必要
   - サイアザイド系利尿薬とループ利尿薬併用
     治療抵抗性高血圧に対する併用例としてガイドラインに記載あり
     他の例としては，心不全や腎不全合併例で，「併用により利尿が期待できることから・・・」
4. **病態で投与量の上限や投与方法が異なる薬剤に注意．**
   　　例：テルミサルタン：肝機能障害には 40mg まで，カンデサルタン：腎障害には 8mg まで，合剤では含有量に注意
   　　エプレレノンは高血圧症と心不全で異なる（本文および付録 1 参照）
5. **同一薬剤であっても，含有量により保険適応とならないものがある．**
   　　例：カルベジロール 1.25mg，2.5mg 錠，ビソプロロール 0.625mg 錠には高血圧の保険適応はない
6. **合剤は最初に用いない．**
   合剤投与に至るまでの，単剤組み合わせの投与履歴が分かるようにする．

   　　常にカルテの病名を見直し，不要になった病名はこまめに削除することが重要．
   　　詳記記載にあたっては，血圧値，検査値（検査日も）などを具体的に提示すると良い．
   　　なお保険審査は都道府県，支払基金か国保連合会によっても異なるので，上記は普遍的なものではない．

参考図書

・高血圧治療ガイドライン 2019（日本高血圧学会高血圧治療ガイドライン作成委員会編），ライフサイエンス出版，2019.
・高血圧治療ガイドライン 2014（日本高血圧学会高血圧治療ガイドライン作成委員会編），ライフサイエンス出版，2014.
・高血圧治療ガイドライン 2009（日本高血圧学会高血圧治療ガイドライン作成委員会編），ライフサイエンス出版，2009.
・高血圧治療ガイドライン 2004（日本高血圧学会高血圧治療ガイドライン作成委員会編），ライフサイエンス出版，2004.
・高血圧診療マニュアル（東京大学内科高血圧外来編），南江堂，1994.
・高血圧診療 Q&A（藤田敏郎編），日本医学出版，1999.
・高血圧がよくわかる Q&A 107（富野康日己編）医歯薬出版株式会社，2002.
・わかりやすい高血圧 Q&A（今井　潤著），保健同人社，2002.
・日本臨床増刊号，高血圧　下，日本臨床社，2000.
・原発性アルドステロン症診療マニュアル（成瀬光栄，平田結喜緒編）診断と治療社，2007.
・エビデンスに基づく CKD 診療ガイドライン 2018（日本腎臓学会編），東京医学社，2018.
・CKD（慢性腎臓病）診療ガイドライン高血圧編（日本腎臓学会・日本高血圧学会編），東京医学社，2008.
・Briggs GG, Freeman RK, Yaffe SJ: Drugs in Pregnancy and Lactation. 8th ed. Philadelphia. Lippincott Williams & Wilkins, 2008.
・高血圧診療のすべて（島田和幸，他監修），日本医師会雑誌 142 巻特別号（1），2013.
・症例から考える高血圧の診かた（後藤敏和編著），金芳堂，2012.
・産婦人科診療ガイドライン－産科編 2017.（公益社団法人日本産婦人科学会，公益社団法人日本産婦人科医会編），2017.
・高血圧診療ステップアップ－高血圧治療ガイドラインを極める－（日本高血圧学会編），診断と治療社，2019.
・新しい高血圧ガイドライン（2017－2019）日米欧の比較，医学のあゆみ，270 巻（4），医歯薬出版，2019.

項目索引

薬 物 索 引

【著者略歴】

後藤　敏和 （第1~5章担当）

1976 年	東北大学医学部卒業
	山形県立中央病院内科研修医
1978 年	東京女子医科大学循環器内科にて研修
1979 年	東北大学医学部第 2 内科，入局
	九州大学理学部（半年間），筑波大学応用生物化学系（1 年間）に内地留学
1984 年	東北大学医学部第 2 薬理学教室にて研究
1985 年	山形県立中央病院内科（循環器）医長
	教育研修部長，救命救急センター副所長，副院長兼医療安全部長を経て
2013 年	山形県立中央病院院長
2017 年	同定年退職
	公益財団法人　やまがた健康推進機構理事・山形検診センター所長

〔資格〕

医学博士，認定内科医，日本循環器学会専門医，人間ドック健診専門医，日本高血圧学会専門医，日本高血圧協会山形県支部長，労働衛生コンサルタント，診療情報管理士（DPCコース終了），山形県立中央病院高血圧診療アドバイザー，山形県立中央病院名誉院長

〔編著書（医学書）〕

症例から考える高血圧の診かた，二次性高血圧を見逃さないために，金芳堂，2012 年
人間ドック，健康診断結果の読み方と生活習慣指導　～あなたの不安はこの 1 冊で解消～
山形県立中央病院編　2015 年　山形県立がん・生活習慣病センター

［参考］

2004 年	月刊「現代」7 月号にて，
	「生活習慣病に克つ，信頼の名医 216 人」の一人に選ばれる

鈴木　恵綾 （第6章，および症例44，45，48担当）

2001 年	山形大学医学部卒業
2001 年	山形県立中央病院内科研修医
2003 年	東北大学大学院腎・高血圧・内分泌科大学院入学
	東北大学医学系研究科　病理診断学分野，神経内分泌分野で研究
2009 年	山形県立中央病院内科医長

［資格］

医学博士，日本内科学会総合内科専門医，日本高血圧学会専門医・指導医，日本高血圧協会山形県副支部長，福島県立医科大学非常勤講師

［参考］

第 1 回　性差医学・医療学会学術集会優秀発表賞　受賞

＊本書の出版は，山形県立中央病院倫理委員会において承認された．
（受付番号 160，2020 年 2 月 25 日）

よくある副作用症例に学ぶ

降圧薬の使い方　第 5 版
高血圧治療ガイドライン 2019 対応

2002 年 10 月 10 日	第 1 版第 1 刷
2005 年 9 月 10 日	第 2 版第 1 刷
2010 年 3 月 10 日	第 3 版第 1 刷
2012 年 5 月 1 日	第 3 版第 2 刷
2015 年 10 月 1 日	第 4 版第 1 刷
2018 年 7 月 25 日	第 4 版第 3 刷
2020 年 3 月 20 日	第 5 版第 1 刷 ©
2022 年 9 月 15 日	第 5 版第 2 刷

著　者	後藤敏和	GOTO, Toshikazu
	鈴木恵綾	SUZUKI, Saya
発行者	宇山閑文	
発行所	株式会社 金芳堂	
	〒 606-8425 京都市左京区鹿ヶ谷西寺ノ前町 34 番地	
	振替　01030-1-15605	
	電話　075-751-1111（代）	
	https://www.kinpodo-pub.co.jp/	
組　版	株式会社 グラディア	
印刷・製本	株式会社 サンエムカラー	

落丁・乱丁本は直接小社へお送りください．お取替え致します．

Printed in Japan
ISBN978-4-7653-1817-4